DES
INTERVENTIONS CHIRURGICALES

DANS LES

FIBROMES GRAVIDIQUES

PAR

Le Dr R. H. TURNER

ANCIEN INTERNE DES HOPITAUX
ET DE LA MATÉRNITÉ BOUCICAUT

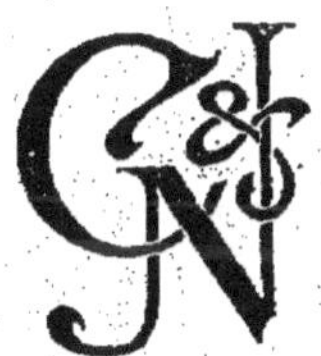

PARIS

GEORGES CARRÉ ET C. NAUD, ÉDITEURS

3, RUE RACINE, 3

—

1900

DES
INTERVENTIONS CHIRURGICALES

DANS LES

FIBROMES GRAVIDIQUES

PAR

Le Dr R. H. TURNER

ANCIEN INTERNE DES HOPITAUX
ET DE LA MATERNITÉ BOUCICAUT

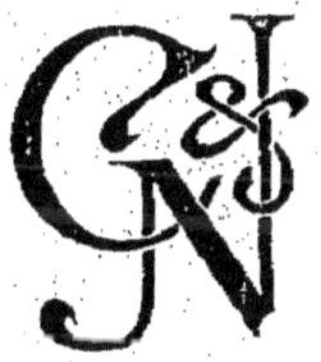

PARIS

GEORGES CARRÉ ET C. NAUD, ÉDITEURS

3, RUE RACINE, 3

—

1900

A MON PRÉSIDENT DE THÈSE

M. LE PROFESSEUR PINARD

MEMBRE DE L'ACADÉMIE DE MÉDECINE

CHEVALIER DE LA LÉGION D'HONNEUR

A

M. DOLÉRIS

ACCOUCHEUR DE LA MATERNITÉ BOUCICAUT

A MES MAITRES DANS LES HOPITAUX

Externat:

1892-1893

MM. GAUCHER ET BOURCY
MÉDECINS DES HOPITAUX

1893-1894

M. PRENGRUEBER
CHIRURGIEN DES HOPITAUX

M. MÉNARD
CHIRURGIEN DE L'HOPITAL DE BERCK

1894-1895

M. LE PROFESSEUR LANDOUZY

1895-1896

M. Théophile ANGER
CHIRURGIEN DES HOPITAUX

M. LEJARS
CHIRURGIEN DES HOPITAUX

A MES MAITRES DANS LES HOPITAUX

Internat :

1896-1897

M. ROQUES

MÉDECIN DES HOPITAUX

1897-1898

M. Théophile ANGER

CHIRURGIEN DES HOPITAUX

M. LEJARS

CHIRURGIEN DES HOPITAUX

1898-1899

M. FERNET

MÉDECIN DES HOPITAUX

1899-1900

M. DOLÉRIS

ACCOUCHEUR DE LA MATERNITÉ BOUCICAUT

1892-1900

MM. QUEYRAT, VAQUEZ, TRIBOULET

MÉDECINS DES HOPITAUX

MM. BOUFFE DE SAINT-BLAISE et BAUDRON

ACCOUCHEURS DES HOPITAUX

INTRODUCTION

Au mois d'octobre 1898, alors que je remplaçais le Dr Élie Bazin, de Carrouges, je fus appelé pour donner mes soins à une femme demeurant à Saint-Calais, petit village de la Mayenne, situé à une dizaine de kilomètres de Carrouges. Cette femme, me disait-on, était en travail depuis environ vingt-quatre heures, et la sage-femme, qui assistait la parturiente, faisait appel à mon concours pour terminer l'accouchement. Arrivé chez cette malade, je me trouvai en présence d'une multipare, âgée d'environ trente-cinq ans, ayant une présentation céphalique, en position gauche antérieure. Je priai la sage-femme de m'aider pour faire une application de forceps. Celle-ci fut exécutée sans difficulté, l'influence eutocique de l'instrument se fit sentir, et quelques tractions légères me permirent d'extraire un fœtus, qui se mit à crier immédiatement.

La délivrance se fit sans encombre, mais, mettant alors la main sur l'utérus, je me rendis compte qu'il existait à droite de cet organe et faisant corps avec lui, une tumeur de consistance fibreuse et de volume assez considérable.

On est en droit de supposer que seule la présence de ce néoplasme avait empêché la contraction utérine de se produire d'une façon efficace. Les suites de couches furent normales, paraît-il, mais comme cela se passe à la campagne, je ne pus revoir ma malade, ni me rendre compte d'une manière plus précise des connexions et de la forme de sa tumeur.

Telle fut ma première application de forceps et c'est là une observation qui prouve encore une fois de plus la bénignité presque constante des tumeurs fibreuses compliquant la grossesse. Dans ce cas une application facile de forceps avait suffi à mener à bien cet accouchement.

Tout autre est le cas qui s'est présenté dans le service de M. Doléris, pendant que j'y remplissais les fonctions d'interne. Il s'agit d'une femme, qui entra à la Maternité Boucicaut le 13 mars 1899. Cette malade, dont l'observation sera fournie en détail (Observation I), avait déjà consulté M. Doléris en 1895. Elle ne voulut pas entendre parler de l'opération qu'il crut devoir lui conseiller, mais il fut convenu qu'elle viendrait se faire examiner de temps en temps. La malade se garda bien de suivre ce conseil, et lorsqu'elle entra à la Maternité Boucicaut, son utérus présentait un volume énorme, et l'on ne put reconnaître l'existence d'une grossesse. La malade fut passée dans le service de M. Gérard-Marchant, où elle expulsa un fœtus de cinq mois. La délivrance manuelle ou instrumentale échoua, et le 12 avril la malade mourait après avoir présenté des symptômes de compression intestinale.

Ce dénouement m'avait impressionné et lorsque M. Doléris me conseilla de prendre comme sujet de thèse : Des Interventions chirurgicales dans les Fibromes gravidiques, il me sembla qu'un tel sujet offrait un grand intérêt. Certes, les fibromes gravidiques ne doivent commander dans la plupart des cas qu'une expectation raisonnée et méthodique, mais l'énoncé d'une telle règle de conduite ne doit pas faire perdre de vue qu'il existe toujours des exceptions qui nécessiteront de la part du chirurgien une intervention plus ou moins importante.

Poser les indications de l'opération, en indiquer le moment opportun, décrire le manuel opératoire, et justifier la conduite indiquée par les résultats déjà obtenus, tel sera le but poursuivi dans ce travail.

HISTORIQUE

Avant d'aborder le fond propre du sujet de cette thèse, force nous est de donner sur les fibromes gravidiques les notions qui se trouvent déjà développées dans les thèses précédentes qui se rattachent à cette question. Cette revue sera passée aussi rapidement que possible, tout en insistant un peu sur les différents points qui intéressent plus spécialement le chirurgien et qui peuvent servir à justifier ou à condamner une intervention.

L'histoire des fibromes utérins pendant la grossesse se trouve résumée dans celle de l'obstétrique et de la gynécologie.

Jusqu'au mémoire de Levret il n'existe que la relation de faits isolés, véritables curiosités pathologiques, qui avaient frappé l'attention de l'observateur par leur singularité. L'antiquité ne nous a légué que quelques rares exemples cités par les pères de la médecine, Hippocrate, Galien, Aétius et Paul d'Egine.

Au moyen âge l'absence de tout contrôle anatomo-pathologique ne permit pas de se rendre compte des lésions fibromateuses. L'art de la médecine, qui avait brillé d'un bien plus vif éclat chez les Arabes, légua un certain nombre d'observations dues aux travaux d'Al-Hussein, d'Albucasis. A la Renaissance la médecine participa aux transformations que subirent les autres arts, et les faits relatés par Bérenger de Carpi, par

Ambroise Paré, par Fabrice de Hilden montrent qu'on s'occupait déjà de suivre avec plus d'attention les faits de dystocie causée par les tumeurs. Il faut en arriver à Paullinus pour trouver le premier cas d'intervention active pour fibrome compliquant l'accouchement : la femme était restée en travail pendant trois jours, on crut à la présence d'un autre enfant et on exerça des tractions sur la tumeur. La femme mourut le lendemain et on fit l'autopsie. « L'utérus ouvert, on trouva presque au niveau de l'orifice interne, qui était plus long, une tumeur fibreuse de la grosseur d'une tête de fœtus... Dans la paroi postérieure de l'utérus étaient plusieurs tumeurs de même constitution. »

Une ère nouvelle commence avec le mémoire de Levret (1749). On n'étudie encore d'une façon un peu précise que les fibromes du col, la palpation de l'abdomen n'est pas encore rangée d'une façon classique au nombre des moyens d'exploration, et ce n'est guère que ce qu'on peut voir ou toucher qui se décrit dans l'ouvrage de Levret. Le traitement se ressent de cette étude incomplète : expulsion spontanée de la tumeur ou ligature du pédicule ; tels sont les deux grands modes de terminaison qu'on ose espérer ou tenter. L'anatomie pathologique de ces néoplasmes faisait un pas en avant avec les travaux de Morgagni et Hunter.

Simon dans ses recherches sur l'opération césarienne fut le premier à songer à l'utilité d'une telle opération lorsque l'obstacle à l'accouchement réside dans la présence de fibromes.

Un nouveau cas d'opération vaginale est rapporté par Vincenzo Michelacci (1791). La tumeur, qui siégeait au niveau de l'orifice utérin, fut sectionnée, « on appliqua le forceps et on eut une fille vivante ».

Les observations de dystocie se multiplient au commencement de ce siècle : Chaussier, Béclard, Mme Lachapelle, Boivin et Dugès, Deneux, D'Outrepont en signalent.

Un nouveau traitement de cette complication causée par les fibromes devait entrer en pratique. On connaît la réunion des médecins de Londres de 1756, ayant pour but de discuter la valeur morale et l'utilité pratique de l'accouchement provoqué. Cette opération devait bientôt être entreprise par Macaulay et Kelly bien que, sous le coup de l'anathème de Baudelocque et de ses élèves, elle fut repoussée par l'Académie de médecine en 1827.

Son rôle fut étendu aux grossesses accompagnées de fibromes, et Ashwell publia en 1836 dans les « Guy's Hospital Reports », volume I, un article où, après avoir insisté outre mesure sur le ramollissement putride que peuvent subir les fibromes, il disait : « On doit, dans pareils cas, provoquer l'accouchement prématuré, comme moyen thérapeutique propre à prévenir le danger de l'inflammation de mauvaise nature ». C'était aller trop loin, et la même année Ingleby publiait dans l'*Edinburgh Medical and Surgical Journal* un travail sur la dystocie des parties molles où il réagissait contre l'absolutisme d'Ashwell et restreignait singulièrement les indications d'une intervention aussi détestable.

Jusqu'en 1868 il paraît un nombre assez considérable de monographies et de thèses sur les fibromes gravidiques. La nature histologique de ces néoplasmes, leurs symptômes, les phénomènes de ramollissement et d'augmentation de volume qu'ils subissent donnent lieu à des controverses qui atteignent leur apogée à la grande discussion de juillet-août 1868 et février-mars 1869 à la Société de chirurgie. Cette discussion qui, vers sa fin eut le tort de dégénérer en polémique, s'ouvrit au sujet d'une observation citée par M. Guéniot et ayant trait à une dystocie fibreuse, où l'accouchement se termina spontanément. M. Guéniot, à propos de cette observation, contesta qu'il y eut un rapport direct entre la grossesse et le ramollissement et l'augmentation des fibromes. Pareil fait s'observe en dehors de l'état gravide, et si les masses fibreuses semblent hypertrophiées, ce phénomène peut être dû à la saillie plus apparente de la tumeur. Depaul rapporta son observation, qui est reproduite dans la thèse de Lefour et il signala un cas de mort qu'il avait vu se produire en pareille circonstance alors qu'il était chef de clinique de Dubois. Blot, de son côté, fit part à l'assemblée d'un cas où la version, inutilement essayée par lui-même et Dubois, permit à Depaul d'extraire avec difficulté un enfant mort-né. La mère succomba, et, à l'autopsie, on trouva une tumeur pédiculée sur la face postérieure de l'utérus, renversée dans le cul-de-sac utéro-rectal au fond duquel elle adhérait par des tractus fibro-celluleux très solides. Dans l'intérieur de la tumeur on trouva une bouillie grisâtre. Blot signala deux autres cas: dans le premier une application de forceps amena un enfant vivant, la mère survécut, dans l'autre la version se fit à terme ou presque à terme, mais l'enfant mourut pendant l'extraction. Il faut, dans les difficultés rencontrées dans la première observation, faire jouer un rôle aux adhérences qui empêchaient la tumeur de suivre le mouvement ascensionnel observé dans la plupart des cas. Tarnier déclara que ce serait « un honneur pour cette société de poser les règles générales qui doivent guider les accoucheurs en pareil cas. » Il rappelle dans quelles circonstances il se crut autorisé à pratiquer l'accouchement provoqué à sept mois et demi et il fait mention de ce fait que le jour où M. Depaul avait réuni M. Nélaton, Lorain, Guéniot et Tarnier, il crut devoir dire que, si, pendant le travail, le sommet, en admettant cette position, ne s'engageait pas, il conseillerait la version. Il rejetait la césarienne, vu les résultats déplorables obtenus jusqu'alors (sur 14 opérées, 12 morts) qui la rendaient une opération meurtrière. Tarnier s'était servi des chiffres qu'on trouve dans la thèse de Ganesco pour préférer la version; il développa d'ailleurs sa théorie du coin qui s'enfonce en écartant et en refoulant la masse fibreuse. La discussion prit un caractère trop personnel et fut enfin définitivement close. Jusqu'à cette époque l'opération césarienne restait un épouvantail, une sorte de cache-misère qu'on n'osait proposer qu'en dernier ressort.

Pour comprendre cet état d'esprit, il faut se rappeler que de 1799 à 1877 pas une seule opération césarienne faite à Paris n'avait été suivie de guérison de la mère. C'est en 1876 que Porro, en démontrant la possibilité d'enlever l'utérus sans faire courir à la malade des risques trop considérables, fit entrer dans la pratique des accoucheurs l'opération qui porte son nom. La césarienne, transformée par Saënger en 1882, reprenait de l'importance surtout en Allemagne. Storer, en 1868, avait déjà fait l'hystérectomie en Amérique à Boston pour arrêter une hémorragie survenue à la suite de l'opération césarienne.

On pouvait donc dire que tous les genres d'interventions avaient été essayés. Cependant ces opérations donnaient des résultats déplorables, dus autant aux causes d'infection, qu'on ne savait éviter, qu'à une technique défectueuse, qui ne permettait pas d'assurer une hémostase sûre, durable et élégante. Les vingt dernières années de ce siècle ont amené une transformation progressive et complète de la chirurgie abdominale, qui est devenue d'une bénignité relative, impossible à prévoir pour les chirurgiens du milieu du siècle. Cette transformation s'étendait aussi à l'obstétrique mais avec un retard qui s'expliquait par l'esprit conservateur de certains accoucheurs. Il faut avouer aussi que l'un des moyens de contrôle en chirurgie, lorsqu'il s'agit de discuter la valeur d'une opération, c'est-à-dire l'étude de faits nombreux, sous forme de statistique, manquait encore. C'est ce dernier appoint à la question qui permet d'entreprendre une analyse plus complète des moyens offerts au chirurgien pour préserver la vie de la mère et de l'enfant, résultat auquel doivent tendre tous les efforts de l'accoucheur.

On pourrait en ce moment faire une énumération des travaux de ces dernières années, en indiquer le but et les tendances.

Ce serait œuvre aussi fastidieuse qu'inutile, puisque plus loin, en pleine discussion, on devra rappeler les travaux publiés sur la question qui nous intéresse. Je me contenterai de reconnaître ici que pour posséder ce sujet il faut lire les thèses de Lefour (*Thèse d'Agrégation. Des fibromes utérins au point de vue de la grossesse et de l'accouchement*, 1880), de

Chahbazian (Des fibromes du col de l'utérus au point de vue de la grossesse et de l'accouchement, 1882), de Vautrin (Du traitement chirurgical des myomes utérins, 1886), de Marquézy (Des difficultés du diagnostic des fibromes de la paroi postérieure de l'utérus dans le travail de l'accouchement, 1891), l'article de Puech (Des fibromes de l'utérus pendant le travail de l'accouchement).

Quant aux travaux parus à l'étranger, ils seront signalés au cours de ce travail, ou bien on les retrouvera à l'index bibliographique.

DESCRIPTION ANATOMIQUE

Définition. — Le meilleur terme qu'on puisse appliquer aux hyperplasies néoplasiques de l'utérus est sans contredit celui d'hystérome, proposé par Broca. Il ne préjuge en rien de la prédominance de telle ou telle partie du tissu utérin, il indique seulement qu'on a affaire à des tumeurs dont la structure se rapproche de celle de l'organe atteint. L'appellation la plus courante est cependant celle de fibrome, et c'est celle que j'emploierai.

Fréquence. — La fréquence des fibromes a été l'objet de recherches nombreuses, et les résultats fournis par les statistiques des différents auteurs varient suivant le procédé employé, suivant qu'ils ont eu recours à la clinique ou à l'anatomie pathologique.

Le premier travail de quelque autorité sur ce sujet est celui de Bayle (1802) qui soutient qu'après 35 ans le cinquième des femmes présentent des tumeurs fibreuses de l'utérus. Pichard (1813) contredit cette assertion. Il n'aurait trouvé cette lésion que 8 fois au cours de 800 autopsies. Les statistiques de Pollock (1852) sont aussi d'ordre anatomo-pathologique, sur 583 utérus provenant de femmes de tout âge, 205 offraient des lésions, dont 39 de nature fibromateuse. Les classiques citent aussi les chiffres de Braune et Chiari. La proportion pour eux est d'environ un pour cent. C'est d'ailleurs le chiffre que signale West d'après ses propres observations. Enfin dans la statistique de Nonat faite à la Salpêtrière on trouve les chiffres de 1 sur 5. Les résultats sont donc bien variables, mais ce défaut tient surtout à ce que les statistiques ont été établies sur des catégories différentes, ce qui fausse les conclusions qu'on peut en tirer.

I. ANATOMIE PATHOLOGIQUE

A. Structure des fibromes gravidiques.

Dans ce qui va suivre, on ne trouvera pas une étude complète sur la structure des fibromes et sur leur disposition. Cette partie du travail sera écrite en songeant au sujet de la thèse et aux déductions pratiques que l'opérateur peut tirer des descriptions de l'anatomo-pathologiste.

Aspect. *Utérus gravide.* — Lorsqu'on fait une coupe dans un utérus myomateux, on trouve çà et là des portions de tissu qui par leur forme et leur disposition ne semblent pas devoir se rattacher au tissu propre de l'organe.

Coloration. — Ces productions néoplasiques présentent souvent une consistance et une coloration qui les rapprochent sensiblement de la portion de l'utérus qui les environne. Quelquefois cependant, au lieu d'avoir cette teinte blanche nacrée, que présentent la plupart des noyaux fibromateux, et qui leur fait donner l'appellation plaisante de pommes de terre lorsqu'on les énucléée au cours d'une hystérectomie vaginale, elles ont une **consistance** moins ferme, plus élastique, une coloration plus foncée, jaune-rougeâtre. Ailleurs on voit une portion centrale de teinte foncée, entourée d'une collerette de tissu blanchâtre, aspect très frappant dans l'observation suivante :

PREMIÈRE OBSERVATION
du Service de M. le Dr Doléris, 1899.

Fibromatose généralisée de l'utérus avec grossesse de 5 mois.
Mort par compression intestinale.

Richt..., âgée de 40 ans, est entrée le 13 mars 1899 à la Maternité de l'hôpital Boucicaut. Elle est mariée depuis 17 ans et n'a jamais eu d'enfants. Sa santé habituelle est bonne. Réglée à 12 ans, les menstrues étaient profuses et de longue durée, 8 ou 10 jours en moyenne. Cette malade était venue à la consultation en 1895 et on avait reconnu alors une tumeur siégeant sur la paroi antéro-latérale gauche de l'utérus, dure, bosselée, assez mobile et offrant le volume d'une noix de coco. Elle faisait saillie sous la paroi abdominale et causait des douleurs assez vives au moment des règles. Elle supportait vaillamment ses douleurs et ses ménorragies et ne voulut pas entendre parler de l'opération qu'on crut devoir lui conseiller. Il fut convenu qu'elle viendrait se faire examiner de temps à autre, mais elle n'en fit rien.

La masse fibromateuse augmenta d'une façon progressive et continue pendant 2 ans, sans produire de troubles appréciables. La malade menait une vie active. Les règles ne vinrent pas plus abondantes. En 1898, elles furent supprimées pendant 2 mois et, depuis, elles parurent moins colorées, plus aqueuses et toujours abondantes.

Cette aménorrhée passagère coïncidait avec une anémie manifeste et la décoloration de la face qui devint un peu terreuse, mais elle ne suffit pas à troubler le moral de la malade ; elle fut, au contraire, cause de son indifférence lorsque, plus récemment, une circonstance analogue se produisit.

Il y a 4 mois, en effet, que Mme Richt... n'a pas vu ses règles. La dernière menstruation apparut au commencement du mois d'octobre 1898, très discrète d'ailleurs, et, peu après, des symptômes de grossesse se produisirent sous forme de troubles divers : appétit capricieux, nausées et vomissements sans efforts, le matin de préférence, une sialorrhée abondante : la malade avait constamment la bouche emplie d'une salive mousseuse.

Le ventre se développa rapidement sans devenir douloureux. De janvier 1899 au 13 mars, il a, dit la malade, doublé de volume. L'idée ne lui est pas venue qu'il pût s'agir d'une grossesse, l'énorme et rapide développement de l'abdomen et l'apparition d'un œdème considérable des membres inférieurs réussirent cependant à l'inquiéter et elle entra à l'hôpital Boucicaut.

Examen. — Le ventre est développé comme dans une grossesse à terme. Les membres inférieurs sont très œdématiés. La malade accuse, dans les reins et les cuisses, des douleurs qui vont jusqu'à la priver de sommeil. Elle éprouve, vers le soir, une oppression assez vive.

On constate que l'abdomen est rempli par une volumineuse tumeur qui remonte à 6 travers de doigt au-dessus de l'ombilic. La surface présente des saillies secondaires qui semblent s'être greffées sur une masse principale. L'une des saillies, la plus apparente, siège sur la ligne médiane, immédiatement au-dessus de l'ombilic et pointe fortement en avant sous la paroi abdominale. A la palpation, elle semble jouir d'un léger degré de mobilité transversale et verticale. Le palper est très douloureux au niveau du flanc droit.

Au toucher, l'excavation est remplie par des masses dures, bosselées et volumineuses qui dépriment et effacent les culs-de-sac du vagin. Celui-ci est très court et déformé.

Pour trouver le col utérin, il faut suivre une fissure étroite et tortueuse, resserrée entre la tumeur pelvienne et la symphyse pubienne. On arrive péniblement à l'atteindre très haut en avant et à droite: encore ne prend-on contact avec lui que de l'extrémité de l'index. Il est réduit à une saillie inappréciable, dure, avec un orifice à peine perceptible. De toute évidence, la masse pelvienne est un fibrome développé sur la paroi postérieure de l'isthme utérin, qui a envahi entièrement le bassin et repoussé en haut le segment vaginal de l'utérus.

Quant à l'utérus lui-même, impossible d'en prendre connaissance ni par le toucher, ni par le palper, noyé qu'il est au centre des masses fibromateuses qui émergent de ses parois et poussent leurs saillies volumineuses de tous les côtés.

Nulle modification des seins.

L'auscultation de l'abdomen ne permet d'entendre qu'un souffle rude, dû à la compression des vaisseaux par la tumeur.

L'auscultation du cœur fait reconnaître un souffle systolique à la pointe, qui se propage vers l'aisselle.

L'auscultation du poumon révèle des signes de compression et un léger œdème des bases.

L'urine contient un peu d'albumine.

L'alimentation est difficile.

Le facies est pâle, jaune, amaigri; l'état général déprimé. Pendant une quinzaine de jours, on a tenté de réconforter la malade, et on a mis à profit ce délai à la fois pour préciser le diagnostic et pour prendre une résolution au point de vue du traitement.

Loin de s'améliorer, l'état a empiré. La dyspnée, l'œdème, l'albuminurie, le volume du ventre surtout ont augmenté rapidement.

Il faut reconnaître que la situation était loin d'offrir toute la netteté désirable.

Y avait-il grossesse? Aucun signe physique ne permettait de l'affirmer.

Cependant, M. Doléris penchait pour le fibrome gravidique, en raison des signes réflexes. M. Gérard-Marchant émettait l'hypothèse d'un fibro-sarcome utérin à marche rapide et l'accroissement extraordinairement prompt de la tumeur à une période si peu avancée de la grossesse présumée (4 mois?) joint à l'état de cachexie profonde et subite de la malade semblaient lui donner raison.

M. Baudron estimait que l'opération était, dans tous les cas, singulièrement hasardeuse, vu l'état de la malade.

Malgré tout et pour laisser une suprême chance de survie, on résolut la laparotomie, afin d'éclairer, si possible, le diagnostic et de faire l'hystérectomie.

La malade, passée dans le service du Dr Gérard-Marchant, souffrait beaucoup. Le 3 et le 4 avril, elle est prise d'une perte de sang assez abondante. Dans la nuit du 5 au 6, expulsion d'un fœtus de 4 à 5 mois, aplati, laminé. Le cordon se rompt spontanément.

L'interne du service de chirurgie, M. Guéry, fait demander M. Turner, qui trouva l'orifice cervical situé très haut, immédiatement en arrière du bord supérieur de la symphyse, entr'ouvert et conduisant dans un canal long, tortueux, sans possibilité aucune d'atteindre le placenta. — Injection intra-utérine.

La malade fut renvoyée à la Maternité. Comme l'expulsion du délivre ne se faisait pas, on tenta de l'extraire.

La curette et les pinces pénétraient à 20 centimètres au delà de l'orifice du col qui pouvait, quoique difficilement, être fixé par une pince à traction. Il fut aisé de juger, après quelques tentatives prudentes, qu'on n'arriverait à rien : le trajet cervical démesurément long, sa direction flexueuse, l'impossibilité d'abaisser le corps de l'utérus perdu au milieu des masses fibreuses, de reconnaître, même approximativement, le siège du placenta qui pouvait être logé dans une anfractuosité utérine constituaient autant d'obstacles insurmontables. On fit une large irrigation intra-utérine et un tamponnement à la gaze iodoformée.

La malade était très affaissée depuis son avortement. Le 10 avril, la dyspnée augmenta notablement, ainsi que l'albuminurie. Le 11, des phénomènes d'obstruction intestinale apparurent. Vomissements, pouls à 120, température normale.

On fait des lavages de l'estomac ; on ne peut songer à une opération.

La malade succombe le lendemain.

La température n'a jamais dépassé 37°,2. Elle était de 36°,8 à 37° depuis l'avortement.

Aucune fétidité de l'écoulement lochial.

L'autopsie a été pratiquée le 13 avril.

A l'ouverture de la cavité abdominale, il s'écoule une faible quantité de liquide ascitique citrin. Le côlon transverse et la masse de l'intestin grêle sont refoulés en haut, vers le foie et le diaphragme, par une tumeur très irrégulière, mamelonnée, emplissant l'abdomen et pénétrant dans la cavité pelvienne.

On n'aperçoit nulle part l'utérus.

En avant de cette masse repose la vessie, déviée à droite et en haut, très amincie, allongée et d'aspect fusiforme. Elle adhère à la tumeur sur une large surface et se déchire pendant les tentatives de décollement. Le ligament large droit est complètement dédoublé par la portion intra-pelvienne de la tumeur, et on trouve l'urétère droit, très visible, superficiellement placé au-devant de la masse en question, dévié et croisant celle-ci en sautoir sur sa partie postéro-latérale.

A gauche, on trouve vers la ligne innominée l'S iliaque fortement comprimé entre la paroi osseuse du bassin et la tumeur à laquelle elle adhère lâchement.

En arrière, le néoplasme se détache assez facilement de la concavité du sacrum sur laquelle il se trouve moulé et rattaché par quelques adhérences peu résistantes.

Le grand épiploon, enfin, est relié à la surface antéro-latérale gauche supérieure de la tumeur par des exsudats anciens et vascularisés.

La tumeur pèse 6 500 grammes. La partie inférieure est assez régulière. Point de saillie qui rappelle le corps de l'utérus. Le col n'existe point. Un orifice indique son abouchement dans le vagin.

La partie supérieure offre une disposition générale en trèfle.

A la coupe, on constate que certains nodules néoplasiques ont l'aspect fibromateux franc, tandis que certains autres présentent exactement l'aspect myomateux. Il n'existe nulle part de géodes ou de cavités kystiques, mais le tissu est succulent, imbibé de liquide qui s'écoule par de nombreuses lacunes lymphatiques visibles à l'œil nu.

La cavité utérine est ouverte longitudinalement. L'orifice cervical se continue par un conduit étroit et long de 19 centimètres, qui se dirige de bas en haut vers le centre de la tumeur d'abord, puis à gauche, enfin en arrière, pour aboutir à la cavité utérine très nettement bicorne. Le placenta est inséré dans la corne gauche, à la surface de laquelle il adhère.

Les parois du corps de l'utérus ont un centimètre d'épaisseur au maximum; sur certains points du trajet cervical elles atteignent à peine quelques millimètres. Elles sont adhérentes de toutes parts aux masses fibromateuses qui les enveloppent.

L'examen histologique minutieusement fait sur diverses parties suspectes de la tumeur n'a montré autre chose que du fibrome ou du myome purs.

Structure histologique. — Examinons la structure de cette masse néoplasique. Après durcissement et inclusion au collodion, puis double coloration au picrocarmin et à l'hématoxyline, il est facile de se rendre compte en comparant ce tissu à une coupe témoin de tissu utérin normal que la stucture est presque identique. Suivant que la coupe présentera successivement au champ du microscope une portion de tissu sectionné parallèlement ou perpendiculairement aux fibres constitutives, on verra ou des cellules allongées ou des coupes portant quelquefois sur les noyaux. Lorsqu'on examine les faisceaux longitudinaux, on a devant soi comme une apparence de mosaïque à carrelages losangiques, au contraire, la coupe perpendiculaire présente une multitude de petits points qui pour un observateur non prévenu feraient penser plutôt à des cellules embryonnaires et le conduiraient même à hasarder le diagnostic anatomo-pathologique de sarcome. Çà et là entre les faisceaux musculaires on voit quelques fibrilles de tissu conjonctif, nettement caractérisées et différenciées par l'absence presque complète de noyaux cellulaires. Rien donc dans la structure intime des fibromes utérins ne permet de les décrire comme néoplasmes : la cellule est typique, le mode d'agencement des cellules est encore normale. Ce n'est pas là le caractère de ces néoplasmes bénins. Il faut rechercher plus loin leur caractère distinctif et c'est en ce faisant qu'on est amené à se faire une hypothèse sur leur mode de production.

Toute masse néoplasique présente deux éléments distincts qui doivent faire l'objet d'une étude séparée : l'élément cellulaire, plus ou moins typique, plus ou moins dégénéré, et d'autre part l'élément vasculaire, qui lui fournit les matériaux nécessaires à sa nutrition.

Caractères distinctifs. — M. Doléris dans un article qu'il a publié dans les *Archives de Tocologie*, en 1883, a insisté longuement sur la disposition du tissu néoplasique des fibromes et je ferai de fréquents emprunts à sa description.

Comme je viens de le dire, la charpente même du fibrome doit maintenant s'expliquer, c'est-à-dire la façon dont ces fibres musculaires et ces fibres conjonctives se disposent.

L'abondance de ce dernier élément est telle par rapport à ce qui se voit dans le tissu utérin normal qu'il semble juste de tenir compte de l'opinion moderne qui accorde au tissu conjonctif un rôle plus important et fait concevoir pourquoi l'ancienne désignation de fibrome est en réalité la meilleure, surtout lorsqu'il s'agit de néoplasmes arrivés à un degré de développement assez notable.

Lobulation. — « La disposition lobulée des fibromes est une notion incontestable et répond d'ailleurs au mode d'accroissement qu'ils subissent. Les vaisseaux occupent une disposition centrale ; c'est autour d'eux que se fait l'hyperplasie des éléments, d'une manière excentrique et assez régulière. Cette structure est non seulement visible macroscopiquement, mais elle est encore reproduite microscopiquement dans les plus petites tumeurs, et la coupe montre clairement la disposition nodulaire du néoplasme dans toutes ses parties.

« Les éléments qui avoisinent directement le vaisseau central d'un nodule, ceux aux dépens desquels se fait l'extension de ce nodule, sont des éléments connectifs : faisceaux adultes dans les tumeurs à développement lent ou stationnaires ; cellules fusiformes, noyaux arrondis dans celles qui prolifèrent activement. Il résulte de ceci que les fibres musculaires lisses qui primitivement constituaient la masse principale du stroma sont successivement dissociées, éloignées par la formation de nouveaux nodules. De là leur rareté relative lorsqu'elles ne sont pas elles-mêmes le siège d'une prolifération active, ce qui paraît arriver dans certaines circonstances. »

« Lefour dans sa thèse d'agrégation a obéi à une induction au moins douteuse, lorsque, se basant sur la dénomination différente qui correspond à une classification défectueuse en pratique, il conclut que les myomes doivent subir une hypertrophie plus considérable que les fibromes. » La conséquence de cette induction est de lui faire admettre que ces tumeurs se ramollissent à leur périphérie.

Cette opinion ne concorde pas avec les résultats obtenus

par M. Doléris à la suite de l'examen d'un certain nombre de coupes histologiques. Sur ces coupes on voyait :

« 1° Une apparence lacunaire générale qui occupe presque tous les points de la coupe. Elle est due à des cavités plus ou moins spacieuses, à des interstices, des sortes de mailles résultant d'un feutrage peu épais du tissu. Cette apparence contraste avec celle de la coupe du fibrome hors l'état de gestation, qui, comme l'on sait, offre une surface unie, lisse et continue.

2° De plus, on constate que l'aspect lobulé est beaucoup plus accentué, ce dont il est facile de juger par l'existence de cloisons épaisses, celluleuses, lâches et par la facilité que l'on a à séparer les petits lobules.

« L'examen microscopique montre que ces cloisons sont constituées par des faisceaux de tissu conjonctif adulte au milieu desquels les cellules sont abondantes. Ces faisceaux sont aussi rejetés à la périphérie des nodules les plus petits et dans les interstices qui les séparent, formant ainsi des cloisons plus minces dont le réseau est analogue à celui des travées conjonctives des parenchymes. Comme elles, ces cloisons logent les vaisseaux qui cheminent dans leur trame. Elles diminuent d'épaisseur de la périphérie au centre, bien qu'elles soient partout faciles à voir. Il s'est donc développé une notable quantité de tissu cellulaire là où, en dehors de la gestation, les travées sont minces au point que les nodules fibreux semblent en cohésion parfaite.

Dans ces mêmes travées, qu'elles séparent des lobules volumineux ou des nodules plus ou moins appréciables, on retrouve des éléments musculaires fort nets que la dissociation, la coloration au carmin ou à la purpurine et le traitement par l'acide acétique permettent de reconnaître. Le noyau paraît souvent comme fragmenté ou granuleux, ce qui, au premier abord, rend sa reconnaissance un peu difficile. Il ne prend point aisément la forme contournée qu'on constate si nettement dans les fibres lisses ordinaires. Cela tient précisément à cette fragmentation granuleuse du protoplasma des cellules musculaires, qui caractérise le tissu de l'utérus pendant la gestation, et qui, comme on le voit, atteint également les néoplasmes développés dans cet organe.

Éléments connectifs. — La prédominance des éléments connectifs s'accentue au fur et à mesure que les cloisons gagnent le centre de la tumeur, tandis que l'on trouve incontestablement beaucoup de fibres lisses à la périphérie. Ceci montre bien que le développement du néoplasme est surtout central, car, comme on le verra tout à l'heure, les éléments les plus anciens de la tumeur ont été rejetés excentriquement par la formation des nouveaux nodules fibreux qui pullulent en quelque sorte, et prennent successivement droit de domicile dans les interstices de la trame fibro-musculaire primitive.

La coupe de ces nodules montre une disposition telle qu'autour des vaisseaux on n'aperçoit dans les différents points, que des éléments conjonctifs suivant des sections transversales, longitudinales ou obliques. La disposition transversale est pour ainsi dire constante dans le voisinage immédiat des vaisseaux. On la reconnaît aisément à la disposition caractéristique des faisceaux coupés en travers et montrant les cellules avec leurs prolongements apparents.

Ici se place une remarque importante. Les figures polygonales représentant les faisceaux sectionnés sont beaucoup plus spacieuses que dans le tissu fibreux ordinaire. L'acide acétique leur donne un aspect granuleux qui diffère sensiblement de leur transparence, de leur parfaite homogénéité avant l'addition de ce réactif.

Les cellules appliquées aux faisceaux et qui donnent à la coupe l'aspect étoilé sont volumineuses, gonflées, beaucoup plus espacées; elles contiennent souvent plusieurs noyaux, que le carmin colore vivement. Les noyaux apparaissent mieux encore sous l'influence de l'hématoxyline.

Il est aisé de voir que le réticulum conjonctif doit ces modifications à une infiltration plus ou moins accentuée de substance muqueuse qui rappelle l'aspect du myxome. Cet aspect devient d'ailleurs d'autant plus évident qu'on examine des points de la tumeur qui paraissent plus ramollis et où le raclage montre l'existence d'un liquide filant d'apparence colloïde. Dans quelques cas les cellules elles-mêmes s'emplissent de substance muqueuse aussi bien que les faisceaux.

Transformation muqueuse. — Dans certains cas enfin la transformation muqueuse est tellement accentuée que l'assimilation avec le myxome vrai a pu être établie avec raison. On voit alors de larges zones myxomateuses qui prennent une place importante dans la constitution de la tumeur, au point qu'on a conclu à une véritable modification néoplasique du fibrome.

Infiltration colloïde. — L'infiltration colloïde est aussi un phénomène que M. Doléris a constaté dans la majorité des cas. Pour bien saisir cette modification, il faut comparer la coupe obtenue à celle d'un fibrome pris sur une femme non enceinte. Cette infiltration colloïde qui explique en partie l'augmentation de volume s'observerait plutôt sur les fibromes du col et sur les tumeurs pédiculées, bien moins nettement sur les tumeurs interstitielles.

Au-delà de la zone précédemment décrite, il existe des faisceaux de fibres lisses et des amas cellulaires de nature conjonctive.

« Ces derniers sont constitués par des cellules conjonctives rondes ou plus souvent allongées, fusiformes, avec peu ou point d'apparence de fibrillation, qui donnent à ces endroits de la tumeur un aspect sarcomateux. Il est naturel de conclure, par l'abondance de ces éléments jeunes, qu'en ces points la prolifération conjonctive se fait d'une manière active. On observe encore des amas nettement fasciculés plus abondants que les précédents, qui, examinés dans le cours de leur longueur, laissent voir des noyaux arrondis, volumineux, caractéristiques du tissu connectif; un plus fort grossissement permet de reconnaître que des fibrilles semées y sont mélangées à de nombreuses cellules fusiformes de longueur variable. On voit, en outre, que ces mêmes faisceaux, vus sur leur coupe transversale, ne présentent point le noyau central étroit qui est propre à la section de la fibre lisse sur sa partie moyenne.

Faisceaux musculaires. — Les faisceaux musculaires sont beaucoup plus grands que les précédents. On peut juger de leur nature vraie par l'existence de la coupe centrale des noyaux sur la section en travers. Dans la section longitudinale on voit leurs formes en bâtonnets allongés parallèlement au grand axe des fibres cellules et leur coloration vive au picro-carmin, qui, sur les plus fines coupes, les fait trancher sur la pâleur du protoplasma de la fibre elle-même.

En résumé, les modifications gravidiques du stroma des fibromes sont les suivantes :

La lobulation est beaucoup plus marquée. Les cloisons interlobulaires et internodulaires sont épaissies et constituées par un tissu peu dense. Les éléments musculaires abondent dans les cloisons de la périphérie de la tumeur, tandis qu'ils diminuent dans les cloisons de plus en plus ténues qui se ramifient vers le centre, entre les plus petits nodules.

Ces nodules, de plus en plus restreints, parfois très réguliers, parfois assez irréguliers pour être difficilement aperçus sur une coupe, sont ainsi disposés :

1° Une zone centrale riche en vaisseaux artériels surtout ;

2° Une zone moyenne, formée de faisceaux connectifs, parallèles aux vaisseaux pour la plupart, dont la substance a subi, à des degrés divers, la transformation muqueuse ou colloïde. Cette même transformation apparaît dans les cellules ;

3° Une zone périphérique constituée par des faisceaux conjonctifs disposés en divers sens et dans lesquels on trouve beaucoup d'éléments jeunes, fusiformes ou arrondis. Faisceaux musculaires, rares, disposés en divers sens sur la coupe, vaisseaux avec prédominance des veines.

Dans des points variés de ces trois zones, on rencontre des amas de cellules conjonctives fasciculées ou non, suivant leur âge et leur disposition fusiforme plus ou moins accentuée, mais toujours mélangées à de la substance fibrillaire.

Deux termes traduisent ces modifications : « Prolifération conjonctive et tendance à la transformation colloïde ».

« Les petites anfractuosités, les cavités plus ou moins régulières, les fentes étoilées qui à l'œil nu donnent aux fibromes l'aspect spongieux dont j'ai parlé au début, s'accentuent surtout par l'immersion prolongée dans une dilution d'alcool dans l'eau. La substance liquide ou muqueuse qui les remplit à l'état frais disparaît, et l'on peut mieux juger à l'examen pratiqué, ainsi, à une époque assez éloignée, de la différence qui existe entre la tumeur provenant d'un utérus vide et celle qui a subi les métamorphoses de la grossesse. Ces anfractuosités sont remplies soit par du sang coagulé, soit par du sang liquide, ou par un liquide à peine teinté, quelquefois même tout à fait transparent, et proviennent de ruptures vasculaires survenues aux dépens des capillaires les plus friables et ayant donné lieu à des apoplexies du tissu ou à de simples infiltrations sanguines dans les cavités lymphatiques. Le fibrome signalé dans l'obs. V est un exemple frappant de cette apoplexie du tissu néoplasique ramolli qui ressemble à de la pulpe splénique.

Éléments vasculaires. — Passons maintenant à l'examen de l'élément vasculaire.

Artères. — « Les artères et les veines sont faciles à étudier dans leur disposition générale dans les tumeurs pédiculées. On voit au niveau du pédicule, des troncs volumineux qui suivent les cloisons cellulaires dont j'ai déjà parlé et qui se dirigent en suivant les travées de plus en plus déliées vers les parties centrales du fibrome. Leur calibre diminue au fur et à mesure. Il est un caractère qui frappe au premier abord ; c'est la ténuité de leurs parois qui permet de confondre, au premier aperçu, les veines avec les artères. Il semble que tiraillées par le poids de la tumeur qui tend le pédicule, leurs tuniques se soient amincies très notablement. Ceci est plus particulièrement visible sur les fibromes du col qui descendent, comme on sait, au fur et à mesure de leur accroissement, au point qu'ils sont parfois visibles à la vulve ». Dans les tumeurs sessiles ou interstitielles on conçoit facilement que l'accès des vaisseaux soit plus difficile à déterminer. Dans les masses centrales de la tumeur on voit les artérioles avec leur tunique épaisse entourée d'une zone conjonctive. La lumière du vaisseau est quelquefois singulièrement rétrécie par la prolifération sur la membrane interne de noyaux endothéliaux.

Veines. — Les vésicules sont surtout abondantes à la périphérie des lobules. Elles se reconnaissent à la minceur de leurs parois et à leur forme elliptique.

Lymphatiques. — Quant aux vaisseaux lymphatiques, bien que leur existence ait été niée autrefois, on les rencontre soit sous formes de fentes, soit à l'état de troncs véritables.

Il existe dans la thèse de Lefour deux planches qui démontrent très nettement l'existence de ces lymphatiques, qui, en se dilatant, donnent lieu à la formation de kystes, entrevus déjà par Billroth, et vérifiés par Spiegelberg, Fehling et Léopold qui donnent à ces tumeurs le nom de fibromes lymphangiectasiques. M. Doléris signale le cas d'une femme morte de péritonite généralisée chez qui il a trouvé dans le pédicule d'un myome sous-muqueux des vaisseaux lymphatiques qui avaient acquis l'épaisseur d'une plume de corbeau. Bar avait déjà émis l'hypothèse que ces lymphatiques pouvaient s'ectasier, et c'est l'opinion de Spiegelberg et de Lusk, qui, dans son traité d'obstétrique, attribue au développement excessif des lymphatiques un rôle dans l'augmentation de volume des fibromes gravidiques.

L'examen comparatif des systèmes lymphatiques dans l'utérus à l'état de vacuité et dans l'utérus gravide a conduit M. Doléris aux constatations suivantes : Dans l'utérus vide les canaux sont constitués principalement par des fentes ou des capillaires qui ne se reconnaissaient qu'à un examen attentif, sauf naturellement les cas où la dégénérescence myxomateuse ou sarcomateuse aura produit des modifications notables dans la trame du tissu. Les vaisseaux visibles à l'œil nu ne se rencontrent guère. Suivant que l'élément conjonctif ou musculaire prédominera, le système lymphatique sera plus ou moins développé.

L'aspect fourni par un utérus gravide est tout autre. Avec un faible grossissement on observe de nombreuses lacunes de forme losangique, étoilée, triangulaire ou arrondie, et le contour de ces lacunes est formé de cellules dont le noyau ressort vivement par la coloration au picro-carmin à l'ammoniaque. C'est un endothélium continu. Dans les portions de la tumeur qui présentent à un degré plus avancé la disposition criblée, lacunaire, on trouve des cryptes lymphatiques énormes, offrant à l'examen le même endothélium et le même contenu, à cela près qu'il s'y ajoute souvent des globules sanguins et des éléments cellulaires dégénérés.

Cette ectasie est due le plus souvent à n'en pas douter à l'excès de tension qui peut exister dans le système lymphatique. D'autres fois ces cavités peuvent devenir beaucoup plus considérables, atteindre le volume d'une noisette, d'un œuf. C'est ce que Cruveilhier a appelé en se servant d'un terme de minéralogie des géodes. M. Doléris a vu des kystes lymphatiques ayant le volume d'un grain de chènevis, d'un petit pois.

Le contenu de ces kystes est souvent un liquide filant incolore, d'autres fois il prend une teinte jaunâtre, enfin on peut voir d'autres transformations.

L'existence des gros troncs lymphatiques ne peut se démontrer facilement pour les hystéromes interstitiels. La gangue qui entoure ces tumeurs est trop lâche pour se prêter à une étude sérieuse et complète. Sur ces tumeurs pédiculées pareille démonstration est beaucoup plus facile même à l'œil nu.

Nerfs. — Quant aux nerfs des fibromes les derniers travaux faits à ce sujet semblent démontrer leur existence. Certains observateurs n'ont pu les reconnaître.

L'élément fibreux étant un élément dystrophique, une régression de la substance utérine, il est aisé de concevoir que les fibres nerveuses tout en étant capables d'agir au point de vue physiologique et de répondre aux excitations physiologiques par le phénomène douleur ou la contractilité, soient moins abondantes que dans le tissu utérin lui-même.

L'étude histologique qui précède permet de comprendre mieux que la théorie de l'augmentation par hyperplasie musculaire, l'hypertrophie qui se fait dans ces tumeurs au moment de la grossesse. Que ces tumeurs soient comprises dans la substance utérine et comprimées périodiquement par les contractions utérines ou qu'elles se pédiculisent et par leur prolapsus ou leur situation déclive qu'elles se congestionnent, le résultat sera le même.

Il y aura tension excessive dans les veines, ectasie des lymphatiques, infiltration colloïde des cellules et du tissu. Les veines s'amincissent, les capillaires cèdent, les lymphatiques dilatés à divers degrés laissent filtrer à travers leur paroi le liquide qui les remplit. La prolifération active qui se produit en même temps sur différents points aurait certes un rôle de première importance dans l'hypertrophie de ces tumeurs, mais serait peut-être due à la vascularisation excessive. On a dit plus haut que les contractions indolores jouaient un certain rôle par un processus d'irritation lente et durable; c'est ce qui explique comment l'accroissement de la tumeur se fait dans certains cas d'une façon bien plus manifeste à la fin de la grossesse.

Certains auteurs ont cru que les tumeurs interstitielles se ramollissaient plus que les tumeurs périphériques. C'est là une doctrine qui n'est pas admise par tous. M. Doléris croit qu'il y a plutôt hyperplasie dans ces variétés de fibromes, ramollissement moins prononcé et quelquefois nul et partant danger de dystocie plus menaçant. C'est là un point sur lequel je reviendrai en faisant la topographie des fibromes gravidiques.

B. Étude macroscopique.

Nous venons de voir la structure du fibrome gravidique telle qu'elle se présente dans la plupart des cas.

Cette étude nous permettra de comprendre les caractères que présentent ces tumeurs vues à l'œil nu.

Aspect. — *Utérus gravide.* — Souvent d'une blancheur éclatante, comme les fibromes ordinaires, elles offrent parfois une teinte plus foncée, qui peut être due soit à l'hypertrophie musculaire rapide, soit à l'imbibition de la masse néoplasique par une certaine quantité de suc sanguinolent. Il ne faut pas croire cependant par ce qui précède que le raclage puisse en aucune façon produire l'apparition d'un suc semblable à celui que l'on observe dans les néoplasmes malins.

Consistance. — *Utérus gravide.* — La consistance de ces tumeurs est un point qui doit attirer l'attention d'une façon toute spéciale. Dans la discussion à la Société de Chirurgie de 1868, M. Guéniot soutint que si les fibromes augmentent de volume pendant la grossesse, c'est là un fait qui peut s'observer en dehors de cet état, que de plus le ramollissement et l'assouplissement ne seraient pas aussi fréquents qu'on l'a dit puisqu'on a trouvé des tumeurs d'une dureté considérable dans des utérus gravides. M. Depaul au contraire insista sur l'assouplissement de la tumeur, caractère qu'il est facile d'expliquer grâce à l'étude histologique par laquelle nous ... ns commencé ce chapitre.

Ce ramollissement peut se faire en partie ou en totalité, se limiter à la couche externe ou envahir la profondeur. Dans l'observation I, ce qui m'avait frappé, c'était l'existence d'une masse charnue centrale, molle et SUCCULENTE, suivant l'expression des auteurs anglais, entourée d'une collerette de substance blanchâtre nacrée, beaucoup plus dure. Cet examen ferait supposer que chez la femme dont l'histoire clinique est rapportée dans cette observation, les anciens fibromes datant déjà depuis plusieurs années, s'étaient accrus par leur centre. La partie ancienne, datant d'avant la grossesse se trouvait rejetée à la périphérie pour faire place à un nouveau noyau.

Cette modification dans la consistance des tumeurs fibreuses gravidiques s'observe bien dans le cas de masses interstitielles, beaucoup moins pour les tumeurs périphériques ou les fibromes du col. M. Guéniot a soutenu que ces néoplasmes pouvaient s'aplatir par pression réciproque, mais c'est là une modification qui aurait besoin d'être contrôlée par l'anatomie pathologique.

Modifications anormales. — La structure des fibromes gravidiques comporte encore un chapitre intéressant, c'est celui des modifications anormales que celle-ci peut subir soit pendant la grossesse, soit après l'accouchement.

Dans l'étude histologique faite précédemment il a été fait mention d'une modification due à l'invasion colloïde de la tumeur, à l'infiltration œdémateuse qui peuvent produire des tumeurs qui méritent d'attirer l'attention.

D'autres fois, vu les connexions du fibrome avec le système lacunaire lymphatique, et l'existence dans certains cas d'une sorte de capsule celluleuse ou même d'une bourse séreuse autour du fibrome, enfin par suite de la texture connective de la masse néoplasique, il est facile, dis-je, de comprendre que la suppuration résultant d'une infection de voisinage puisse se propager jusqu'au tissu fibromateux et l'envahir en partie ou en totalité. De tels faits ont été signalés par Lucas-Championnière, Dance et d'autres et surviennent pendant la grossesse, ou le plus souvent après l'accouchement, lorsque la plaie utérine prédispose à l'invasion microbienne et que le retrait de l'organe, modifie quelquefois les rapports du néoplasme avec l'utérus.

Modifications du tissu. — Lorsque l'ectasie lymphatique, signalée plus haut, atteint un certain degré, on peut voir des tumeurs qui ont mérité le surnom de fibromes lymphangiectasiques que leur ont donné Spigelberg, Fehling et Léopold.

Quant à la transformation sarcomateuse, des études nouvelles auront besoin d'être faites.

La transformation épithéliale a été signalée par Babesiu (Wiener Allg. Zeit. 1882) qui a décrit deux kystes épithéliaux au milieu d'un fibro-myome de l'utérus.

Modifications post-puerpérales. — Une question qui a toujours suscité les recherches attentives des cliniciens et excité la curiosité des anatomo-pathologistes est de savoir ce que deviennent les tumeurs fibreuses après l'accouchement. Deux phénomènes connexes, au point de vue histologique, se passent en ce moment. Une partie des fibres musculaires se désagrège et disparait ; quant à la partie conjonctive, l'infiltration dont elle a été le siège se résorbe, la circulation dans le tissu néoplasique devient plus régulière et comme conséquence le tissu nouvellement formé atteint sa maturité.

Déductions pratiques. — La texture histologique des fibromes gravidiques est pleine de déductions pour l'accoucheur et le gynécologue. Sans insister sur ce point, qui sera développé bien plus logiquement lorsqu'il sera question de l'influence des fibromes sur la grossesse et l'accouchement, je rappellerai brièvement que cette mollesse spéciale permet aux fibromes de se modifier dans leur forme ; d'autre part, dans toute intervention chirurgicale il faudra tenir compte de cet état du tissu fibromateux, et lorsqu'on intervient par la voie abdominale se souvenir de la vascularisation excessive de ces néoplasmes, ou bien si pendant le postpartum on emploie la voie vaginale, s'attendre à voir le tissu utérin se dilacérer avec la plus grande facilité sous les mors des pinces à traction.

C. — Topographie des fibromes gravidiques.

Un deuxième chapitre non moins important de l'anatomie pathologique du fibrome gravidique est celui qui a trait à leur forme, leur volume et surtout à leur topographie.

Ancienne classification des fibromes. — L'utérus se trouvant être un muscle creux recouvert d'une séreuse à l'extérieur, d'une muqueuse à son intérieur, on comprend la description classique des fibromes en néoplasmes interstitiels, sous-péritonéaux et sous-muqueux, et suivant leur siège en fibromes du corps et du col.

Cette classification, excellente lorsqu'il s'agit de l'utérus normal, ne semble plus suffisante lorsqu'on décrit les fibromes de l'utérus gravide et il me paraît que leur étude anatomo-pathologique et clinique puisse se comprendre mieux en jetant les bases d'une nouvelle classification.

La distinction entre fibromes sous-péritonéaux interstitiels et sous-muqueux reste toujours vraie. Le fibrome développé primitivement sous forme de gros nodule souvent aplati dans le tissu de l'organe, gagne tôt ou tard au fur et à mesure de son développement la cavité utérine ou la surface péritonéale. S'encapuchonnant de la muqueuse dont il reste le plus souvent séparé par une couche de tissu normal qui lui fait une sorte de capsule, il se développe à l'intérieur de l'utérus pour y produire une masse plus ou moins pédiculée, plus ou moins polypeuse, dont la forme rappelle celle d'une poire, d'une mandarine, d'une orange, se rattachant à l'utérus par une base d'implantation quelquefois large (c'est alors un fibrome sessile) ou bien par un pédicule qui s'étire quelquefois d'une façon considérable. Il est connu alors sous le nom de polype. Du côté du péritoine le fibrome est moins gêné dans son évolution, il prend des formes plus ou moins bizarres, qui à l'examen peuvent donner le change et dont la disposition souvent singulière rend compte des erreurs de diagnostic qu'elles ont pu occasionner.

D'autres fois c'est en dédoublant les feuillets du ligament large que le fibrome trouve à se loger. Bridé par les feuillets du péritoine, gêné par suite de son développement pelvien, du moins dans les premiers temps de la grossesse, il prend souvent une forme allongée, pousse des prolongements en arrière de façon à combler plus ou moins l'excavation.

Fréquence relative. — Des statistiques ont été établies pour dénoter la fréquence plus ou moins grande des fibromes suivant les régions.

La première statistique que l'on cite est celle de Safford Lee (On tumours of the uterus, London, 1847). Cet auteur signale 74 cas de fibromes de l'utérus. Quatre dépendaient du col, 22 des faces antérieure et postérieure, 18 se trouvaient à l'extérieur, 6 à l'intérieur, au fond et 19 avaient pris une apparence polypeuse à l'intérieur de la cavité. Dans la thèse d'agrégation de M. Guyon, sur 132 cas où la disposition de 140 tumeurs est indiquée, on trouve les résultats suivants : dans le corps il y a 110, au col 21. Dans 9 cas le siège était mal délimité. Dans 52 cas des indications précises sont données : paroi postérieure 22, paroi antérieure 18, fond 12. D'après cette thèse, ce qu'il est rare de voir, ce seraient des fibromes à la jonction du col et du corps 5 fois, du ligament large 1 fois, des trompes de Fallope 3 fois.

Le tableau fourni par Sims dans sa Chirurgie Utérine, et comprenant 119 tumeurs fibreuses, indique les résultats suivants : 1 sacro-utérine, 2 insérées sur la lèvre postérieure du col, 62 sur la paroi antérieure, 36 sur la paroi postérieure, 3 sur la paroi latérale gauche, 8 sur la paroi latérale droite.

M. Lefour, en discutant ces chiffres dans sa thèse, admet qu'en se fondant sur les tableaux qu'il a publiés, les fibromes siégeant à la jonction du corps et du col sont plus fréquents qu'on ne l'a cru. D'ailleurs l'auteur a soin d'ajouter que ses observations sont entachées d'erreur, puisqu'elles ont trait à des cas de dystocie, et c'est là sans doute la raison pour laquelle il est difficile de se rendre compte de leur fréquence relative. C'est ce fait même d'observation qui me semble légitimer une nouvelle classification des fibromes gravidiques et voici comment celle-ci pourrait être établie.

Nouvelle classification des fibromes gravidiques. — L'utérus gravide, dans les premiers mois de la grossesse, offre à l'examen anatomique les mêmes parties constituantes qu'un utérus de nullipare.

Le col s'hypertrophie, augmente de longueur, mais conserve les mêmes rapports, tout au plus peut-on dire qu'il subit un certain degré d'élévation, c'est du moins ce qui m'a semblé être l'avis exprimé dans les travaux les plus récents.

Le corps de l'utérus, réceptacle de l'œuf fécondé, augmente progressivement de volume et devient globuleux. A la jonction du corps et du col il existe une région mal limitée, qu'on appelle isthme. C'est à ce niveau ou dans son voisinage que le péritoine se réfléchit sur la face antérieure de l'utérus pour former le cul-de-sac vésico-utérin, en arrière, cette réflexion se fait plus bas il est vrai, mais sur les côtés le pédicule vasculaire de l'utérus l'aborde en ce point qui est véritablement le *hile de l'organe*. C'est là un point fixe pour l'utérus. Le col pourra s'allonger par en bas d'une façon moins sensible cependant que les auteurs du commencement du siècle ne l'avaient cru, le corps de l'utérus se développera au-dessus de lui, mais les rapports de cette portion de l'utérus devront rester sensiblement les mêmes, du moins par rapport aux moyens de suspension de l'organe, ligaments larges, ligaments vésico-utérins et ligaments utéro-sacrés.

Les rapports de cette portion de l'utérus, avec les parois osseuses du bassin se modifieront quelque peu au fur et à mesure que l'utérus se développera de plus en plus dans l'abdomen en entraînant en haut les ligaments larges et en leur donnant dans les premiers temps de la grossesse cet état de tension qui ne trompe pas un doigt exercé.

1. *Fibromes du corps.* — Déjà à cette période il me semble utile d'établir trois variétés de fibromes utérins. Il y a d'abord les fibromes du corps se développant librement dans l'abdomen, ne prenant peu ou point contact avec les parois de l'excavation, leur rôle pathologique sera étudié plus loin, il est quelque peu différent de celui des *fibromes du col.*

2. *Fibromes du col.* — Ceux-ci, empiétant sur les lèvres antérieure ou postérieure du col, s'hypertrophient le plus souvent d'une façon moins manifeste que les fibromes du corps.

3. *Fibromes de l'isthme.* — Enfin déjà en ce moment une troisième catégorie se différencie nettement par son siège, et ses connexions, par son étude clinique et surtout par le rôle qu'il joue si l'avortement se produit à ce moment, c'est le fibrome de l'isthme.

Cette portion de l'utérus qui se trouve située entre le corps et le col mérite d'attirer l'attention.

On peut dire que c'est, pour employer une expression triviale, la bonde de l'utérus, qui retient dans la cavité utérine le produit de conception. Et pourtant cet isthme n'a pas la consistance et la rigidité qu'on lui a prêtées dans le temps. L'utérus de nullipare se trouve justement rétréci à ce niveau, et si on en examine sa structure on reconnaît que les fibres musculaires y sont déjà moins abondantes que dans le corps utérin.

Ce fait explique l'allongement que peut subir cette région dans certaines formes de fibrome utérin, comme Cazin en a rapporté un exemple frappant, signalé par Lefour dans sa thèse. Le corps de l'utérus étant entraîné par le produit de la conception la portion susvaginale du col se laissa étirer d'une façon démesurée. Un fait à rapprocher de celui-ci se présenta récemment dans le service de M. Doléris. Une jeune femme de 17 ans, fut envoyée avec le diagnostic de grossesse compliquée de kyste de l'ovaire. On sentait par le palper une tumeur présentant des alternatives de contraction et de ramolissement, ayant le volume d'un utérus de quatre mois et demi à cinq mois, mais au toucher on n'arrivait pas d'abord à établir la continuité entre le col utérin et cette tumeur vraisemblablement utérine. En revanche dans le cul-de-sac postérieur il existait une masse plus ou moins immobilisée, donnant au doigt la sensation d'un kyste multiloculaire. Il existait manifestement une élongation notable de l'isthme de l'utérus, et d'ailleurs une telle faiblesse de cette portion de l'utérus se constate souvent en examinant des femmes enceintes de 3 ou 4 mois.

On dirait une charnière autour de laquelle peuvent se déplacer le corps et le col. La région qui vient d'être signalée sous le nom d'isthme de l'utérus mérite qu'on s'y arrête un instant et qu'on essaie de comprendre quelle est sa signification anatomique. A l'état vide on sait que l'utérus est divisé en portion corporelle et portion cervicale par une espèce de rétrécissement, très visible chez les nullipares. Cette limite facile à percevoir par l'examen direct est complétée à l'intérieur par une modification histologique de la muqueuse utérine visible à l'œil nu et au microscope. Quant à la masse même de l'utérus, des études précises sur la constitution intime des tissus à ce niveau ne paraissent pas avoir été faites. Le mode d'agencement de la fibre musculaire a été surtout étudié pour le corps à l'état gravide : on fait cesser les faisceaux musculaires au niveau de l'isthme ou bien on les décrit comme se prolongeant dans les moyens de soutien de l'utérus, bases des ligaments larges, ligaments vésico-utérins et utéro-sacrés.

Quant au col la disposition des fibres musculaires serait concentrique, en forme annulaire.

Pourtant ce fait même de la prolongation des faisceaux musculaires dans les portions annexes de l'appareil suspenseur permet de supposer que cette portion rétrécie, ce détroit est moins riche en fibres musculaires.

Les antéflexions et rétroflexions de l'utérus normal reconnaîtraient en partie pour cause cette laxité jointe à celle des ligaments.

S'il me semble utile d'insister sur la constitution de cette région à l'état de vacuité c'est que cette portion de l'organe, à supposer qu'elle se laisse envahir par la transformation fibromateuse créera au moment de l'accouchement une dystocie par défaut d'extension, dont la genèse se comprendra aisément.

Supposons que l'avortement se produise du 3ᵉ au 5ᵉ mois. L'utérus se contractera et l'isthme se laissera étirer, se laissera forcer. On constate à ce moment en touchant la malade la disposition infundibuliforme qui dénote la dilatation de la région anatomique située immédiatement au-dessus du col de l'utérus qui subit d'ailleurs un mouvement d'abaissement total qu'on reconnaît nettement. C'est là en raccourci ce qui s'observe dans l'évolution ordinaire au moment de la formation du segment inférieur.

Qu'il existe une tumeur fibreuse à ce niveau et on arrive à se rendre compte des retards ou des difficultés qui pourront survenir dans les différentes étapes de l'avortement. Ces phénomènes sont bien plus frappants au moment de l'accouchement et c'est ici que s'explique l'importance des fibromes de l'isthme, qui vont devenir les fibromes du segment inférieur de l'utérus, les fibromes véritablement dystociques par défaut d'extension.

Que faut-il entendre par segment inférieur de l'utérus ?

Fibromes du segment inférieur. Étude anatomique, histologique et physiologique de ce segment inférieur. — Dans les premiers temps de son développement gravidique, le corps de l'utérus, suffit amplement à assurer l'hypertrophie croissante de l'organe.

Cet accroissement peu accentué pour sa face antérieure se fait surtout aux dépens du fond de l'organe et de sa face postérieure.

Mais vers le sixième, septième mois, chez les primipares, le corps utérin, la portion intra-péritonéale a fourni tout ce qu'elle peut donner, et il est facile de comprendre qu'on ait cru que le reste de l'organe devait se dilater à son tour. Le toucher d'ailleurs avait semblé autoriser les premiers observateurs à croire qu'une portion du col concourait à un certain moment à la constitution de la cavité utérines.

Des examens répétés et l'étude de coupes anatomiques permirent à Braune, Bandl et à leurs successeurs d'édifier un certain nombre de théories qui doivent se résumer ici en quelques mots.

On voit d'abord Bandl dans son ouvrage : Uber Ruptur der Gebarmütter, Wien, 1875, faire jouer à l'amincissement de la portion inférieure de l'utérus un rôle dans la production des déchirures de cet organe. Au-dessus de cette zone amincie il existerait un épaississement assez net qui servait de limite entre le segment inférieur et le corps même de l'utérus. La coupe de Braune, qui fit voir l'importance des méthodes nouvelles d'examen anatomique, permit à Bandl de revenir dans un deuxième article sur sa théorie. (Uber das Verhalten der Uterus und Cervix in der Schwangerschaft und während der Geburt.)

Comment reconnaître si cette nouvelle zone appartenait au corps ou au col? L'étude histologique ne permettait pas de trancher la question, car il existait une caduque et la muqueuse observée à ce niveau offrait bien plus les caractères de la muqueuse du corps que de celle du col. Quant à la trame même du segment inférieur, elle est formée uniquement de quelques faisceaux musculaires rangés régulièrement et disposés parallèlement. Il y aurait tassement de la muqueuse du col, qui céderait la place à celle du corps. Quelquefois le segment inférieur ne se développerait pas par suite de l'élévation de la tête, ou bien parce que celle-ci s'appuie mal sur la portion inférieure de l'utérus comme il en advient dans les cas de ventre en besace.

Il se formerait alors seulement au moment du travail. La théorie de Bandl se résume ainsi : dans les six ou dix dernières semaines de la grossesse une partie du col, grâce à l'allongement de ses fibres musculaires externes, sert en tant que segment inférieur à former la cavité utérine. L'orifice interne s'est déplacé de sa position primitive jusqu'à la limite supérieure de la muqueuse et a même dépassé cette limite. Après l'accouchement la masse musculaire se rétracte, grâce à la contraction et à l'involution et l'orifice interne reprend sa place originelle.

Cette théorie, la première en date, ne manqua pas de susciter des objections nombreuses.

Kuestner en se fondant sur des études histologiques croit devoir soutenir que la muqueuse, tout en étant celle du col, a subi des modifications qui lui donnent l'aspect d'une caduque.

Loin de servir à la thèse de Bandl, ce fut un coup direct porté à cette doctrine, qui fut d'ailleurs fortement battue en brèche par les travaux de Lapierre et Thiede, de Saënger, de Langhans et Müller.

Les recherches de Bayer le conduisirent à soutenir une opinion qui se rapprochait sensiblement de celle de Bandl. Le segment inférieur est défini cliniquement « cette partie de l'utérus qui dans les cas normaux et à la fin de la grossesse coiffe entièrement ou en grande partie la tête de l'enfant, qui, pendant l'accouchement, est amincie, distendue et enfin passive (parilysist, suivant l'expression allemande) et qui se continue en haut avec la musculature du corps, masse épaisse et contractile. C'est là qu'existe le Retractoren Schleife de Bayer ou Nœud Retractile, qui n'est que l'épanouissement au niveau de l'utérus des fibres musculaires venant des appareils ligamentaires.

Bayer ne croit pas que le segment inférieur joue un rôle actif au moment du travail. Il ne fait que s'allonger et se distendre grâce aux contractions du corps. Il y aurait à établir une distinction nette entre la structure lamelleuse du segment inférieur et le feutrage dense et serré du muscle utérin.

L'école de Berlin avait toujours été opposée aux doctrines émises à Vienne ou à Strasbourg et c'est surtout Hofmeier, dans ses différentes publications à ce sujet, qui prit la plus large part à la lutte qui s'engagea entre les différentes écoles. Pour lui, le segment inférieur se développe aux dépens de la substance du corps de l'utérus, à partir du 4e au 5e mois. C'est « la portion du corps de l'utérus qui s'étend de l'orifice interne vrai à l'insertion fixe du péritoine. Cette région est très petite sur l'utérus non gravide, mais durant la grossesse, l'accouchement et les suites des couches, elle est nettement caractérisée. Cette réflexion du péritoine se fait plus ou moins au-dessus de l'orifice interne qui est défini anatomiquement et obstétricalement par la différence des muqueuses. La disposition histologique du tissu musculaire dans le segment inférieur explique sa formation. Les éléments musculaires sont moins nombreux, plus écartés les uns des autres, n'offrent pas cet enchevêtrement qu'on observe dans le corps de l'utérus. Quant au col son tissu est dense et uniforme. Il existe une limite entre le segment inférieur et le corps utérin, c'est l'anneau de contraction de Schroder, qui ne se transforme en bourrelet saillant que pendant le travail. Les contractions utérines viennent prendre appui sur lui, le muscle travaille au-dessus et le segment inférieur se laisse étirer et se distendre.

Un détail que signale Hofmeier et qui mérite d'être retenu c'est que les principales branches artérielles pénètrent au niveau de l'anneau de contraction. Quant aux artères utérines elles sont lâchement fixées entre le péritoine et le segment inférieur et suivent le segment inférieur dans sa distension en hauteur et en largeur.

Une fois l'accouchement terminé, le segment inférieur se rétracte sur lui-même et lorsque l'évolution est déjà quelque peu avancée on ne trouve plus trace de segment inférieur, comme le démontrent les travaux de Ruge. Signalons en passant l'importance que présente l'existence de cette zone faible au point de vue de la possibilité des déplacements utérins survenant dans le post-partum et des conditions de drainage défectueux qui peuvent en résulter.

Que peut-on conclure de ces différentes opinions? C'est qu'il existe immédiatement au-dessus du col et le séparant du corps, une portion de l'utérus qui n'a qu'une existence virtuelle à l'état normal, mais qui, si elle n'a pas les caractères de contractilité, offre cependant une certaine élasticité. Lui donner comme Hofmeier des limites anatomiques dont l'un se trouve être situé à l'extérieur de l'organe et l'autre à l'intérieur me semble assez peu logique. Se servir d'autre part de la constitution histologique de la muqueuse c'est ne pas comprendre avec quelle facilité la muqueuse peut se déplacer, à la suite de l'évolution d'une grossesse. Enfin physiologiquement le segment inférieur mérite d'être étudié plus attentivement. C'est alors qu'on se rendra compte des raisons qui m'ont dicté cette longue digression.

Je ne ferai que reprendre les idées déjà avancées pour l'utérus normal et l'utérus gravide de 3 ou 4 mois au moment de l'avortement. Pour indiquer les limites du segment inférieur, étudions successivement les différents caractères qui permettent de le séparer du col d'une part, du segment moyen et supérieur d'autre part. Dans cette étude les coupes qui ont été reproduites dans le travail de M. Varnier, *Obstétrique journalière*, m'ont été d'un grand secours. Je veux parler des coupes de Waldeyer fig. 70, de Kolmann, fig. 71, de Pinard et Varnier fig. 72 et 74, de Bayer fig. 73 et 75, de Braune et Zweifel fig. 76 et Waldeyer fig. 77.

Prenons successivement les parties constituantes de l'utérus : la muqueuse, le tissu musculaire et les enveloppes séreuses ou conjonctives.

Limites histologiques. Muqueuse. — Le point de séparation inférieure est nettement déterminé au point de vue histologique au niveau de l'orifice interne. Au-dessous on trouve une muqueuse à glandes devenant plus rares dans le 1/3 supérieur du col.

L'épithélium ne présente nulle part de cils vibratiles et dans les 2/3 supérieurs du canal cervical on reconnaît l'existence d'un épais bouchon muqueux. Au-dessus de l'orifice interne les membranes de l'œuf passent sur l'orifice interne sans faire la moindre hernie. On y reconnaît l'amnios, le chorion, la caduque réfléchie et la caduque vraie. Peut-on trouver une limite supérieure histologique ? Celle-ci est difficile à déterminer pour la muqueuse. Peut-être peut-on tenir compte des anciens travaux qui indiquent une différence d'épaisseur entre la caduque du corps et celle du segment inférieur.

Limite musculeuse. — La couche musculaire nous fournit au contraire des moyens de contrôle autrement précieux. Et d'abord l'épaisseur. Le segment supérieur de l'utérus a une épaisseur de 3 millimètres, le segment moyen, véritable sangle musculaire en a une de 10 millimètres, le segment inférieur n'a qu'une moyenne de 2 millimètres. Quant au col, son épaisseur bien plus notable permet de le séparer nettement du segment inférieur.

La limite supérieure à l'œil nu n'est pas aussi caractéristique parce qu'il y a épaississement graduel. Chez la femme parturiente au contraire, l'existence de l'anneau de contraction, comme l'appelle Schröder, est un excellent point de repère renforcé qu'il est par l'existence d'une grosse veine circulaire, Kranzvene, ou coronary vein des Anglais.

De plus les coupes histologiques de Hofmeier montrent bien la structure lamelleuse dont il a été question plus haut, bien différenciée du tissu uni du col.

Limites anatomiques. — Enfin les rapports mêmes de cette portion de l'utérus servent à le distinguer. Par en bas c'est en avant le point inférieur du cul-de-sac vésico-utérin, dont le feuillet antérieur tapisse la face postérieure de la vessie, dont le feuillet postérieur s'étend sur la face antérieure du segment inférieur sans y prendre attache d'une façon sérieuse. En arrière, au milieu, le péritoine passe sans modification sur l'isthme ; mais sur les côtés nous avons les ligaments utéro-sacrés qui tiennent le col fixé en arrière et dont les fibres musculaires remontent à l'intérieur du corps utérin ; nous avons sur les côtés la base des ligaments larges avec leurs vaisseaux, leur tissu conjonctif, leurs fibres musculaires se perdant dans la substance utérine, enfin les replis vésico-utérins plus en avant. C'est toujours là le point fixe de l'utérus.

Comme limite supérieure c'est suivant les mots mêmes de Hofmeier le point où le péritoine cesse de se laisser décoller de la face antérieure de l'utérus. En arrière et sur les côtés la différenciation ne présente pas la même netteté et c'est plutôt le rôle physiologique de l'utérus qui permettra de saisir ses limites à ce niveau.

Différenciation physiologique. — On peut dire que le segment inférieur est le détroit utérin que doit franchir la tête fœtale. Il se constitue en vue de ce rôle dès le 5e, 6e ou 7e mois chez la primipare et augmente de hauteur au fur et à mesure que la tête tend à s'enfoncer dans l'excavation d'abord par son pariétal postérieur, puis par son pariétal antérieur.

Cette portion de l'utérus, qui est tout autant élastique que musculaire, se laisse étirer, amincir de plus en plus et forme une sorte de calotte à la tête, dont la largeur est environ de 4 à 5 centimètres. Puis, au moment de l'accouchement, une fois la tête bien engagée et coiffée du segment inférieur, celui-ci doit s'élargir comme un diaphragme infundibuliforme et ses parois se rapprochent alors des parois du bassin. La coupe de

Braune montre bien les rapports qu'affecte l'orifice interne et l'anneau de contraction, les deux points limites du segment inférieur. En avant celui-ci répond toujours à la terminaison du cul-de-sac vésico-utérin, à la vessie et à la limite supérieure de la symphyse. En arrière l'orifice interne, à la dilatation complète, s'est rapproché de l'orifice externe, car le col, en se dilatant comme un anneau de caoutchouc, a perdu sa hauteur, il répond au rectum et sur la coupe de Braune à peu près au niveau de la 3° sacrée ou un peu au-dessous. La limite supérieure, ancien orifice interne, de Braune, est en juxtaposition immédiate avec l'angle sacro-vertébral. Sur les côtés il est difficile, vu l'absence de coupes transversales, de reconnaître les rapports d'une façon précise. Ceux-ci se font avec les parois de l'excavation dans leur partie inférieure, plus haut avec les ligaments larges dédoublés et avec l'intestin.

Chez la multipare, l'engagement est tardif, ne se fait qu'au moment de l'accouchement d'une façon véritablement complète, aussi on a pu dire que chez ces femmes le segment inférieur n'existe pour ainsi dire pas pendant la grossesse. L'utérus s'est fait à sa tâche et sa partie inférieure cède sans trop de difficulté.

Rôle dystocique des fibromes de cette région. — Toute cette étude permet, il me semble, de comprendre pourquoi les fibromes de l'isthme de l'utérus, de ce qui deviendra le segment inférieur, jouent un si grand rôle dans les accidents de dystocie, et cela à un double point de vue :

1° Logés dans la trame du segment inférieur, empiétant plus ou moins sur la partie du muscle utérin qui répond à l'orifice interne, présentant par conséquent une disposition relativement fixe au point de vue des mouvements d'élévation ou d'abaissement, ils vont gêner ce diaphragme infundibuliforme dans son développement excentrique. 2° Qu'ils soient logés en arrière ou sur les côtés dans l'excavation, qu'ils y soient incarcérés, pour employer l'expression qui répond le mieux à ce que je veux exprimer, il y aura fatalement dystocie par obstruction du bassin, et ce phénomène ici sera autrement grave que s'il était dû à un fibrome plus ou moins sessile dépendant de la face postérieure du corps de l'utérus et prolabé dans le cul-de-sac recto-vaginal. Dans ces conditions, et ces tumeurs ont dû souvent en imposer pour des tumeurs véritablement insérées sur le segment inférieur, l'action de repousser cette masse au moment de l'accouchement sera souvent efficace. Il en est tout autrement dans ces formes qui dépendent de l'isthme, qui sont plus ou moins incluses dans la trame utérine, et qui malgré leur mollesse et leur élasticité ne sauraient subir des déplacements vraiment trop surprenants.

J'en ai dit assez sur cette question de l'anatomie du segment inférieur pour montrer la haute importance d'une troisième catégorie de fibromes gravidiques : les fibromes de l'isthme ou du segment inférieur. Ils seront antérieurs, postérieurs ou latéraux, leurs formes seront celles que l'on observe pour les fibromes. Une mention spéciale doit être faite pour les fibromes étalés, en nappe, de la face antérieure, et les fibromes bosselés, arrondis de la face postérieure, qui peuvent arriver à remplir l'excavation.

Cette classification en fibromes du col, fibromes du corps et fibromes de l'isthme, présente des sous-variétés dues à l'existence de tumeurs qui peuvent être classées dans deux catégories différentes. Par exemple un fibrome de l'isthme pourrait empiéter sur le col et fournir alors, comme on le verra plus loin, la forme la plus grave de tumeur dystocique.

ÉTUDE CLINQUE DES FBROMES GRAVIDIQUES

Étiologie et Pathogénie.

S'il est un point dans l'histoire des fibromes qui reste obscur, c'est celui de leur cause. Jusqu'ici on n'a pu trouver pour expliquer leur présence que des raisons banales.

Leur fréquence de 3o à 4o ans dénote que c'est pendant la période de vascularisation plus excessive de l'utérus qu'ils se produisent. La race nègre d'après Gaillard-Thomas, et c'est d'ailleurs un fait noté par les auteurs américains, paie un large tribut à cette affection.

De nombreuses statistiques ont été édifiées pour démontrer la proportion de femmes qui en sont atteintes. Les recherches anatomo-pathologiques démontrent qu'ils sont beaucoup plus répandus que les constatations cliniques ne l'auraient indiqué. On a cru pouvoir rattacher dans certains cas l'apparition des fibromes à la puerpéralité, mais plutôt à une puerpéralité compliquée, soit par un avortement, ou bien par une contusions de l'abdomen. Enfin on a voulu trouver dans la stérilité une cause de l'apparition des fibromes. Cette doctrine se rattache à la pathogénie invoquée par Cohnheim et les chiffres publiés à cet effet sont tous entachés d'erreur. Il faudrait pouvoir examiner un nombre déterminé de femmes vierges et de femmes mariées, rechercher le nombre de fibromes dans chaque catégorie, en indiquant en même temps l'âge de la femme. Une telle statistique est pour ainsi dire impossible à édifier. Celle qui s'en rapproche le plus est celle de Schumacher. Sur 1,754 femmes venues à la clinique gynécologique de Bâle, les femmes mariées sont aux célibataires dans la proportion de 5 à 1. Sur les 189 femmes atteintes de fibromyomes il y a 2 femmes mariées pour une célibataire. Or sur l'ensemble de la population il y a proportion comme 3 et demi à 1 au point de vue de l'état civil.

D'après ces statistiques les fibromyomes sont plus fréquents chez les célibataires que chez les femmes mariées.

Quant à la pathogénie, on doit signaler la doctrine de Cohnheim sur l'inclusion de germes embryonnaires dans la trame utérine. L'utérus ne trouvant pas à exercer son activité au profit d'une grossesse, il se forme des néoplasmes. Pour Virchow au contraire le fibrome est d'origine irritative, c'est le résultat d'une métrite myomateuse chronique. Peut-être devrait-on alors tenir compte de cette théorie nouvelle qui ne fait du fibrome comme du sarcome que l'aboutissant d'infections lentes, chroniques, pouvant siéger primitivement dans la muqueuse.

Une récente étude sur l'histogénèse et l'étiologie des myomes utérins faite par Gottschalk démontre les tendances modernes. L'auteur rappelle la doctrine irritative de Virchow et celle de Cohnheim, que Léopold avait acceptée. Kleinwächter a fait dériver les myomes des capillaires. Des cellules rondes émigrent des vaisseaux, se rangent parallèlement à eux et se modifient de façon à devenir des cellules connectives et musculaires qui étouffent le vaisseau capillaire. C'est un processus ressemblant à celui de l'inflammation. Rœsger croit que ce sont plutôt les petites artères qui doivent être mises en cause.

Gottschalk a trouvé qu'il existait comme élément principal une artère très sinueuse, hélicine, dont la lumière est presque complètement effacée grâce à la prolifération des éléments de la paroi du vaisseau. C'est en somme une sorte d'artère-noyau dont les différentes tuniques se transforment avec la production du néoplasme. La tunique adventice disparaît la première, la tunique moyenne conserve sa structure primitive plus longtemps, mais elle s'épaissit à la longue en formant des zones de tissu lâche qui se différencient très nettement du tissu dur environnant, rempli de cellules à noyaux chromogènes, ce qui indique un processus irritatif.

Parmi ces noyaux il y en a qui sont des Mastzellen ou cellules engraissées, parce qu'elles semblent se trouver plus fréquemment dans les tissus offrant des conditions favorables de nutrition. Enfin on trouve des masses de protoplasma sans noyau ou cytodes, qui ont fait que Gottschalk se demande si ce ne seraient pas là des organismes inférieurs, de véritables parasites.

C'est, en un mot, du côté d'une infection lente, chronique, qu'on semble pencher maintenant et peut-être arrivera-t-on à démontrer avant peu que telle est la vraie pathogénie des fibromes.

HISTOIRE CLINIQUE DE LA GROSSESSE COMPLIQUÉE DE FIBROMES

De l'influence des fibromes sur la fécondation. — Avant d'aborder l'étude de la symptomatologie des fibromes gravidiques et de parler de leur influence sur la grossesse et l'accouchement il est utile de discuter les conditions dans lesquelles un utérus fibromateux peut devenir gravide, savoir le bien fondé de cette opinion qui consiste à reconnaître dans ces tumeurs une cause de stérilité plus ou moins efficace.

On peut établir trois façons différentes d'envisager cette question. La première en date est celle de Louis qui croyait que l'existence d'une tumeur fibreuse excluait la possibilité d'une grossesse.

C'était aller trop loin et Levret lutta pendant de longues années pour faire admettre que ces tumeurs ne constituaient pas une cause absolue d'infécondité.

La doctrine admise aujourd'hui est moins catégorique : d'après un ensemble de statistiques dont l'analyse se trouve dans la thèse de Lefour, on voit que la proportion de femmes nullipares aux femmes pares est comme 1 est à 5 lorsqu'il y a fibromatose, alors que ces chiffres sont comme 1 est à 8 dans les cas normaux d'après Simpson et Spencer Wells.

Une seule statistique, celle de West, donne des chiffres presque identiques à ceux que fournissent les femmes normales.

On a même voulu démontrer l'existence d'une stérilité relative et Gusserow s'est servi des chiffres fournis par Susserott et Winckel pour indiquer le nombre habituel de grossesses chez une femme à utérus fibromateux et son infécondité relative par rapport à celles qui ne présentent pas de néoplasmes utérins. Les causes de stérilité qu'on invoquerait seraient les déviations utérines, la métrite concomitante, l'existence de polypes fibreux, les sécrétions pathologiques, les altérations des trompes et des ovaires, l'occlusion du col, le vulvo-vaginisme.

Sur cette question de l'influence des fibromes sur la conception on doit tenir compte des propositions qu'a avancées Hofmeier dans son travail sur ce sujet.

Hofmeier s'est servi pour l'examen de cette question d'un total de 213 cas, dont 208 lui appartenaient personnellement et dont 5 lui revenaient concurremment avec Schroeder. 46 de ces malades n'étaient pas mariées, c'est-à-dire 22,5 pour 100.

Des 107 autres femmes 38, ou 22,7 pour 100 avaient un ménage stérile.

La première proposition de Hofmeier est que 25 pour 100 des femmes atteintes de myomes et réclamant un traitement gynécologique ne sont pas mariées, 75 pour 100 mariées et, de celles-ci, de 25 à 30 pour 100 ont un ménage stérile. Or ce chiffre se rapproche des chiffres indiqués par Duncan qui a trouvé 15 pour 100 de mariages stériles. De plus il faut se rappeler que ces femmes, qui viennent consulter, sont pour la plupart des femmes d'un certain âge, âgées de 35 à 40 ans, et déjà à ce moment il faut faire la part de celles qui doivent être éliminées naturellement.

Dans une deuxième proposition Hofmeier indique que c'est un jugement qui ne cadre aucunement avec les faits que d'admettre, sans plus ample information, un lien de causalité entre les myomes et la stérilité. Lorsque ce fait existe, qu'on peut appeler la fécondité diminuée, une analyse des observations démontre qu'il faut rechercher ailleurs la cause de cette stérilité relative. Il faudrait en effet admettre dans un grand nombre de cas que l'état fibromateux de l'utérus existait depuis une époque relativement éloignée. D'ailleurs la fécondité s'est affirmée dans bien des cas jusqu'à un âge assez avancé, pour cesser vers 35 ans, chose qui se voit souvent à l'état quasinormal.

Un troisième point c'est que les fibromes n'ont aucune influence sur la fécondité. La stérilité remonte en effet à une époque bien antérieure. On trouve souvent en examinant les femmes supposées stériles par fibromatose, un passé gynécologique tout autre, et comportant la notion de périmétrite ou de péritonite ancienne.

Hofmeier va plus loin et croit que chez les myomateuses l'activité des organes génitaux, partant celle des ovaires, se maintient plus longtemps qu'à l'ordinaire et que par suite l'aptitude à la conception est augmentée.

Une telle doctrine ne paraît guère acceptable, mais il y a un fond de vérité dans les assertions de Hofmeier, et le fibrome en lui-même dégagé de toute complication ne peut guère avoir une action bien manifeste sur la conception.

Signalons encore les chiffres suivants empruntés à la thèse de Pujol : Sur 41 femmes mariées atteintes de tumeurs fibreuses, Condamin et Repelier, Leconte, Picqué et Charrier, Rouffart avaient trouvé 15 femmes stériles, soit 34,14 pour 100. Neuf de ces femmes ont eu une grossesse, dont une terminée par avortement, 4 ont eu 2 grossesses, dont un accouchement prématuré, 5, 3 grossesses avec 2 avortements, 4, 4 grossesses dont un avortement, une 5 grossesses, une 6 grossesses dont 3 avortements, une 7 grossesses, une 8 grossesses, la deuxième ayant donné lieu à une application de forceps.

De l'influence des fibromes sur la grossesse. — Quoi qu'il en soit, supposons l'ovule fécondé et étudions maintenant l'évolution de cette grossesse. Et d'abord l'ovule peut s'arrêter en route. Il peut même se greffer sur le péritoine et donner lieu aux grossesses abdominales signalées par Allport, Harley, Breslau, Conradi, Léopold. La grossesse tubaire n'est pas excessivement rare, témoin les faits de Stoltz et de Doléris. Celui-ci se trouve relaté dans l'article de M. Doléris qui paraît dans la *Gynécologie* du 15 février 1900.

Une fois dans la cavité de l'utérus l'ovule peut aller s'implanter soit sur une région normale, soit au niveau d'une masse fibromateuse. Quels sont les résultats qu'on peut attendre dans ce cas? Il y a deux choses à craindre dans ces conditions: que le placenta s'insère en partie ou en totalité sur le segment inférieur, qu'il se trouve sur une région utérine en rapport direct avec le fibrome.

Placenta prævia. — La fréquence du placenta prævia dans les utérus fibromateux a été signalée par plusieurs auteurs. Nauss, sur 241 cas étudiés dans sa thèse, indique 5 fois cet accident, c'est-à-dire une fréquence de 2 pour 100.

Lefour l'a trouvé dans ces tableaux 13 fois sur 307 cas, c'est-à-dire avec une fréquence de 4 pour 100, avec 7 morts, c'est-à-dire 65 pour 100 de mortalité. En comparant ces chiffres à ceux qui sont fournis dans les cas d'utérus normal, on se rend compte que la fréquence de cette complication est bien plus grande dans les cas de fibromes.

L'implantation sur la surface du néoplasme recouvert par la muqueuse est bien plus fréquente qu'on ne le croyait. Depaul a signalé une observation assez démonstrative à cet égard. D'autre part l'utérus peut être gêné dans son évolution par les masses fibreuses incluses dans sa paroi. On doit donc se demander si ces différentes anomalies peuvent avoir une influence néfaste sur l'accouchement et prédisposer aux avorte-

— 53 —

ments. Pour l'insertion vicieuse du placenta le doute n'est pas permis. Les travaux récents sur cette question démontrent assez l'importance de ce phénomène comme facteur pour qu'il soit inutile d'insister sur ce point. Quant aux cas d'insertion plutôt partielle sur le fibrome, on conçoit facilement que les contractions indolores de l'utérus, agissant d'une façon inégale sur le fibrome et la paroi utérine saine peuvent produire des tiraillements du placenta. Cette hypothèse avancée par Lefour ne nous semble pas soutenable, car le placenta ne se décolle pas aussi facilement qu'on le croit, témoin ce qui se passe au moment de la délivrance, et croire que quelques contractions indolores suffiront à amener ce phénomène, c'est, il me semble, aller trop loin. De petits polypes, s'engageant à travers l'orifice interne, pourraient dans certains cas jouer un rôle mécanique et produire l'avortement. L'hémorragie peut par sa fréquence conduire à l'avortement, mais cela dans des cas très rares.

Avortement. — Hofmeier critique l'opinion commune assez répandue que les fibromes sont une cause fréquente d'avortement. Il s'agit de remonter à la vraie cause de l'avortement. Il critique la statistique de Lefour, qui cependant fait des réserves à ce sujet. Hofmeier a eu 23 malades dont 3 sont à éliminer pour intervention précoce. Chez les 20 autres, 2 seulement ont accouché prématurément, l'une à 6 mois et l'autre à 3 mois. Les 17 autres ont toutes accouché à terme après une grossesse régulière.

Ces chiffres témoignent que les malades ont été surveillées de très près. Car le plus souvent l'avortement est plus fréquent. Sur 5 cas de fibromes observés sur 500 accouchements et avortements observés à la Maternité Boucicaut en 1889-1900, il y eut deux avortements chez des femmes atteintes de fibromes de l'utérus.

On peut dire que c'est là une cause de l'avortement qui serait reconnue plus souvent si on se livrait toujours à un examen gynécologique précis dans les dix ou quinze jours qui suivent l'avortement.

Accouchement prématuré. — L'accouchement prématuré peut aussi survenir, mais avec moins de fréquence.

Forget avait cru que, suivant la topographie du fibrome on pouvait voir survenir ou l'avortement ou l'accouchement prématuré. Les raisons qu'il invoque sont basées sur le mode de développement de l'utérus, sur la formation tardive du segment inférieur, mais l'expérience, suivant Lefour, ne confirmerait pas les vues de cet auteur. L'opinion exprimée par Forget satisfait assez l'esprit, surtout en ce qui concerne les fibromes du segment inférieur et de l'isthme pour les primipares. Une étude attentive de faits nombreux permettra de trancher cette question.

Influence sur l'accouchement. — L'histoire clinique de la grossesse chez la femme atteinte de fibrome utérin comporte un troisième chapitre, celui de l'accouchement et de la délivrance

Cette question a été déjà exposée d'une façon complète dans la thèse de Lefour. Il sera difficile de trouver quelque chose de neuf à dire sur ce point. Cependant au lieu de commencer l'étude de ce problème de mécanique dynamique, qui s'appelle accouchement par celle du contenant, il me semble préférable de décrire d'abord en quoi la position du fœtus peut être modifiée par l'existence de masses fibromateuses. L'accouchement normal, idéal, comporte la présentation de l'occiput, et celui-ci doit s'engager plus ou moins dans le bassin dans les deux ou trois derniers mois, chez les primipares, dans les quinze derniers jours chez la plupart des secondipares et des tertipares.

Présentation. — La première question qu'on peut se poser est de savoir s'il en est ainsi, et les auteurs ont démontré par leurs statistiques qu'il y avait présentation anormale dans un bien plus grand nombre de cas. L'accommodation est donc défectueuse. La statistique de Tarnier comporte 22 cas, 9 fois il y avait présentation du siège et 13 fois présentation céphalique, ce qui donne, ramené à 100, les chiffres suivants :

Présentation céphalique 65 pour 100

— du siège   35 pour 100

Tolocziuow a rassemblé 48 cas, qui donnent :

Présentation céphalique 59   pour 100
  —   du siège   23,5 pour 100
  —   du tronc   17,5 pour 100

La statistique de Nauss permet de constater pour 86 cas :

45 présentations céphaliques ou 53 pour 100
22   —   du siège   ou 26 pour 100
18   —   du tronc   ou 21 pour 100

Celle de Lefour comporte le plus grand nombre de cas : 102.

52 présentations céphaliques ou 51 pour 100
33   —   du siège   ou 82 pour 100
17   —   du tronc   ou 17 pour 100

Si l'on compare ces statistiques aux statistiques globales des accouchements normaux : telles que celles de Ribemont Dessaignes, on trouve :

750 présentations du sommet ou 99 pour 100
0   —   de la face   ou 0 pour 100
7   —   du siège   ou 0,7 pour 100
3   —   de l'épaule ou 0,3 pour 100

On est frappé du nombre considérable de présentations vicieuses. Une remarque doit être faite ici. Tous les cas de grossesse avec fibromes ne sont pas rapportés.

Seuls les cas difficiles entraînant la dystocie et, dans la majorité des observations, une intervention obstétricale, sont signalés dans les tableaux de Lefour.

De tels résultats n'ont donc qu'une valeur relative et le raisonnement peut ici contrôler ce que ces chiffres ont d'exagéré. Il faut en effet examiner de quelle façon les fibromes peuvent produire des présentations autres que celles de l'extrémité céphalique.

Il est utile de considérer ces faits successivement chez les primipares et les multipares. Prenons, par exemple, une primipare ou bien même une multipare de 35 à 40 ans n'ayant pas eu un enfant depuis huit, dix ans, et se présentant par conséquent à peu près dans les mêmes conditions qu'une primipare au point de vue de la dynamique utérine.

Dans ces conditions, l'extrémité céphalique se trouve 99 fois sur 100 dans la portion inférieure de l'utérus.

Tout concourt à ce résultat, forme de l'abdomen avec ses faisceaux musculaires, sangle musculaire du segment moyen de l'utérus dont l'épaisseur est plus considérable, formation du segment inférieur qui s'adapte bien mieux à l'extrémité céphalique qu'au siège. On conçoit difficilement que de petits fibromes du corps puissent en aucune façon empêcher l'accommodation définitive.

Quant aux gros fibromes sous-péritonéaux déplaçant l'utérus par leur masse, surtout lorsqu'ils siègent sur les côtés de cet organe, ils gêneront l'évolution du fœtus vers le 5ᵉ ou 6ᵉ mois, alors que le siège est souvent encore dans la partie inférieure de l'utérus. Passé le septième mois le fœtus ne pourra plus changer de place chez les primipares, non par suite du fait de l'engagement qui n'existe pas avec un siège, mais à cause des modifications de forme que devrait subir l'utérus. On pourrait à la rigueur admettre que dans les sièges décomplétés mode des fesses, la région fœtale soit un peu descendue ou plutôt calée au niveau du détroit supérieur.

Quant aux fibromes du col se trouvant inclus dans le bassin, ils ne pourront guère, à moins d'atteindre un volume exceptionnel, modifier les lois de l'accommodation.

Il en est tout autrement de notre troisième catégorie, des fibromes de l'isthme et du segment inférieur. Cette région va former le plancher en entonnoir de l'utérus sur lequel la tête viendra appuyer dès le septième mois. Qu'il soit modifié par la présence de masses fibreuses, et alors par le fait même de leur présence, cette portion de l'utérus présentera des irrégularités, ou bien si le segment inférieur est atteint de fibromatose dans une partie notable de son étendue, il ne pourra guère se développer, ou même en se développant, déformé par une masse fibromateuse en arrière ou sur les côtés il présentera une forme qui s'adaptera mieux au coin formé par la région pelvienne.

Toutes ces raisons expliquent la production de la présentation du siège chez les primipares.

Quant à la présentation du tronc, elle serait beaucoup plus rare que chez les multipares, et se produirait, par exemple, lorsque la tête ne pouvant s'engager glisserait vers une fosse iliaque.

Chez les multipares, la paroi interne est plus relâchée, l'engagement tarde beaucoup plus à se faire, on verra plutôt l'engagement céphalique ou à défaut de celle-ci la présentation transversale. Il faut reconnaître qu'en soutenant que la présentation du siège est moins fréquente que chez les primipares, je ne suis pas en accord avec l'opinion classique. Mon expérience personnelle à la Maternité Boucicaut m'a donné à terme une proportion de présentations du siège plus considérable chez les primipares que chez les multipares.

Quoi qu'il en soit, la tête n'arrivant pas à s'engager dans le bassin coiffé du segment inférieur de l'utérus, parce que celui-ci refuse de se développer ou se trouve gêné dans son mouvement d'expansion par une tumeur, glisse dans une fosse iliaque et la présentation transversale se constitue secondairement. Il peut aussi exister d'emblée, mais c'est là un fait qui doit s'observer d'une façon moins fréquente.

Influence sur la contraction utérine. — Que le fœtus se présente par son extrémité céphalique ou pelvienne, ou bien par son plan transversal, pour que l'utérus puisse l'expulser il faut qu'il se contracte d'une façon normale et efficace. Le fibrome peut agir dans ces conditions et produire des modifications dans le rythme, dans l'intensité, dans la force des contractions utérines. Supposons que la cavité péritonéale soit en partie remplie par un gros fibrome sous-péritonéal, l'utérus, au point d'attache de cette masse fibreuse, présentera un point indifférent, d'une importance plus ou moins considérable. La contraction perdra en énergie, l'utérus s'épuisera parce qu'il agira d'une façon inefficace, et, après un stade de contractions subintrantes et de tétanisation, on pourra voir s'installer l'inertie. C'est là ce qui a dû se passer pour la femme dont j'ai rapporté l'histoire au début de ce travail. Au moment de l'expulsion la paroi abdominale ne s'adaptant pas d'une façon exacte sur le corps utérin ne pourra prêter un concours vraiment efficace aux forces expulsives de l'utérus.

Dystocie utérine. — Enfin le fœtus peut se présenter par son extrémité céphalique, les contractions utérines ne sont pas gênées par la présence d'une masse fibreuse sur le segment moyen ou supérieur de l'utérus et pourtant l'accouchement est impossible par suite de dystocie. Cette variété de dystocie par résistance des parties molles ne se prête pas à une classification aussi mathématique que l'est celle qui prend son origine dans les malformations du bassin.

Tarnier a cru pouvoir évaluer, d'une façon arbitraire, dit-il d'ailleurs, le volume d'un fibrome qui serait cause de dystocie. « Pour qu'un fibrome puisse devenir un obstacle sérieux à l'accouchement, il faut qu'il soit descendu dans l'excavation, ou du moins dans l'ouverture du détroit supérieur. Il faut de plus qu'il ait un certain volume, que j'estime très arbitrairement, je l'avoue, à celui d'un œuf de poule. » D'ailleurs il se présente à l'esprit une raison majeure qui empêche une évaluation même approximative du volume que doit avoir la tumeur pour gêner la descente de la tête fœtale. Dans les rétrécissements du bassin osseux, le pubis et le promontoire sont des points fixes situés à une hauteur invariable pour chaque cas donné. Les fibromes, au contraire, ne permettent pas de fixer le degré de rétrécissement fibreux nécessaire pour indiquer quelle sera la marche de l'accouchement et permettre de décider à l'avance la conduite à tenir. Le fibrome s'assouplit dans bien des cas, s'étale, remonte s'il dépend du segment inférieur; est repoussé par la tête fœtale à travers la filière pelvienne s'il dépend du col.

Variétés de dystocie. — Un essai de classification peut pourtant être tenté pour les fibromes du segment inférieur et de l'isthme, les fibromes véritablement dystociques par obstruction et par rétrécissement.

Comme l'anatomie pathologique l'a déjà indiqué, ces fibromes prennent part au diaphragme du plancher utérin formé à la fin de la grossesse par le segment inférieur. Cette portion de l'utérus attenante à l'orifice interne est, je le répète encore une fois, le point relativement fixe de l'utérus. Ces fibromes n'auront qu'une mobilité très limitée s'ils font partie du segment inférieur qui ne peut guère s'étirer à l'infini, ils n'en auront pas s'ils empiètent sur l'orifice interne pour se trouver inclus en partie dans le col. Cela est dit, il faut ajouter, pour la mobilité en hauteur. Le col en effet ne se déplace que peu dans ce cas. D'autre part suivant un plan transversal ces masses néoplasiques seront refoulées autant que le permettront les parois osseuses du bassin. C'est indiquer quelle différence il doit exister entre l'hémisphère antérieur et l'hémisphère postérieur du segment inférieur. En avant en effet et sur les côtés le fibrome n'aura qu'à remonter un peu au-dessus du pubis pour être repoussé facilement vers la paroi abdominale. Il faudra que cette portion lamelleuse de l'utérus, qui est déjà si mal constitué à ce niveau, s'amincisse davantage. On comprend dès lors avec quelle facilité les déchirures utérines se produiront à ce niveau. En arrière, au contraire, la concavité osseuse du sacrum avec la portion avoisinante des os iliaques formera une ceinture osseuse qui ne cédera pas au mouvement d'expansion de la portion inférieure de l'utérus.

Il suffira qu'il existe deux centimètres d'épaisseur de tissu fibromateux à ce niveau pour que l'engagement ne puisse se faire. On se trouvera dans le cas d'un bassin osseux ayant un diamètre promonto-pubien minimum de sept et demi à huit centimètres.

On pourra alors jusqu'à un certain point raisonner comme pour les bassins rachitiques. En résumé les fibromes du segment inférieur situés dans la zone antérieure seront surtout une cause de présentation vicieuse et de rupture utérine. Ceux situés dans la région postérieure produiront de l'angustie utérine.

On voit par ce qui précède que le mécanisme signalé par les anciens auteurs est laissé de côté. Pour eux en effet les fibres longitudinales en se contractant faisaient remonter la masse fibromateuse. Cette hypothèse, plausible pour les fibromes situés à la limite du segment moyen et du segment inférieur, n'est plus guère soutenable pour les fibromes franchement situés dans la zone de l'isthme utérin.

Un autre obstacle à cette réduction des fibromes siégeant dans l'excavation réside dans les adhérences plus ou moins lâches qu'ils ont contractées avec les parois du bassin. L'observation I en est un exemple typique. Avant de passer à la délivrance je dois ajouter que l'étude de la dystocie fibreuse aura fait de grands progrès quand on aura quelques coupes dans le genre de celles de Braune, de Waldeyer, de Pinard et Varnier. Alors seulement on pourra définir exactement les rapports exacts de la tumeur et la façon dont elle empêche l'engagement définitif de la tête fœtale.

Délivrance. — La délivrance en tant qu'acte physiologique n'est pas modifiée sensiblement par l'existence de fibromes utérins, lorsque le placenta ne s'insère pas sur la région fibromateuse. Tout au plus peut-on constater un peu de paresse de l'organe, qui, gêné par l'existence de cette masse néoplasique, ne donne pas avec toute la rapidité désirable ce *globe de sûreté* qui tranquillise l'accoucheur.

L'enchatonnement physiologique n'a pas lieu d'une façon aussi parfaite, enfin l'expulsion dans le segment inférieur peut être gênée par la présence de gros fibromes de la paroi. Quant aux fibromes du segment inférieur, ils peuvent gêner le passage du placenta, modifier sa présentation et faire qu'il se présente plus souvent par son bord ou par sa face utérine.

Si le placenta est inséré sur la tumeur, on a à craindre des hémorragies graves par défaut de rétraction de la zone placentaire.

Sur neuf cas avérés de cette dernière complication on trouve une mortalité considérable : six cas.

Peut-être les hémorragies de la délivrance dans bien des cas seraient-elles dues bien plus souvent qu'on ne le croit à l'existence de fibromes ignorés.

L'observation suivante que j'ai pu observer dans le service de M. Doléris rendra compte de l'aspect clinique sous lequel se présente ce phénomène.

Il s'agissait d'une femme ayant déjà eu des hémorragies graves pendant la délivrance. Je priai la sage-femme de la surveiller attentivement à la suite de sa délivrance et je fus appelé environ une heure après l'accouchement. En faisant l'expression des caillots contenus dans l'utérus, je pus constater un fibrome du fond de l'organe, qui se trouvait être vraisemblablement la cause de cette hémorragie.

ÉTUDE CLINIQUE DU FIBROME GRAVIDIQUE

Symptômes.

Le fibrome gravidique, comme tout autre fibrome, peut ne pas se révéler par des symptômes rationnels. La femme enceinte mènera à terme sa grossesse sans présenter aucun symptôme pathologique et le médecin, aux soins duquel elle s'est confiée, pourra ignorer l'existence d'un état fibromateux de cet organe. D'autres fois au contraire, comme c'est le cas dans l'observation I, on aura reconnu depuis longtemps la présence de masses fibromateuses dans l'utérus et la grossesse viendra se greffer comme épiphénomène sur un organe déjà malade.

Laissons de côté ces questions de diagnostic, et voyons quel est le complexus symptomatique que nous offre le plus souvent le fibrome de la grossesse.

Hémorragies. — A l'interrogatoire de la malade, femme de trente à quarante ans, on apprend que depuis quelque temps elle a été surprise de voir ses règles augmenter d'intensité et de durée. Jusqu'alors elles étaient restées assez normales, ne durant que trois ou quatre jours, mais depuis deux ou trois mois elles se prolongent et affaiblissent la malade par la quantité de sang perdu.

Quelquefois celle-ci reconnaîtra que depuis deux ou trois ans elles semblaient s'être modifiées, mais depuis peu de temps cette modification avait subi une impulsion très nette. Questionnée quant aux grossesses qu'elle a pu avoir antérieurement, elle répondra ou bien qu'elle n'a jamais été enceinte, fait relativement fréquent, ou bien qu'ayant eu deux, trois enfants, dont l'expulsion du dernier aurait été suivie d'une hémorragie assez inquiétante, elle aurait eu au bout d'un an ou plus un avortement accompagné de pertes sanguines assez abondantes avec une rétention du placenta qui aurait nécessité le curettage.

Leucorrhée. — Elle se plaint aussi d'avoir des pertes non pas blanches et empesant le linge, mais plutôt aqueuses, sans cependant présenter d'odeur spéciale.

Troubles de compression. — Ces différents phénomènes ne l'auraient peut-être pas amenée à consulter s'ils n'étaient accompagnés de symptômes pénibles du côté des réservoirs vésical et rectal. La constipation, état habituel depuis quelques années, est devenue plus tenace, et il s'y est joint de la dysurie, et même une variété d'incontinence d'urine, qu'on reconnaît souvent pour être de l'incontinence par regorgement.

L'idée de grossesse n'est pas venue à la malade, car elle a toujours ses règles, dit-elle, avec insistance. A côté de ces symptômes classiques on peut noter aussi des palpitations cardiaques, de la céphalalgie, de l'albuminurie, des douleurs lombaires, de la fièvre due à une pyélo-néphrite par compression. Quelquefois la malade se plaint de douleurs atroces dans le bassin avec irradiations dans les nerfs sciatiques.

Un fait à noter est que ces hémorragies, qui survenaient périodiquement au début de la grossesse, disparaissent souvent à partir du troisième ou quatrième mois (Obs. 1.

La caduque utérine en effet a occupé toute la muqueuse du corps et les lésions d'endométrite ne peuvent plus donner lieu à ce symptôme.

Phénomènes sympathiques de grossesse. — Il arrive que la malade a déjà remarqué qu'elle ressentait les phénomènes subjectifs qui s'étaient déjà présentés au moment de la dernière grossesse : troubles de l'appétit, nausées, vomissements, tendances au sommeil, picotement dans les seins ou gonflement. De tels symptômes ont pu lui faire penser qu'elle était enceinte.

Plus tard, vers le cinquième mois, elle sent remuer son enfant. Elle croit alors fermement à l'existence d'une grossesse.

Les différents troubles anormaux qui accompagnent cette grossesse l'amenèrent à consulter à cette période.

Symptômes de réaction péritonéale. — En dehors de ces symptômes classiques qu'on observe dans un certain nombre de fibromes gravidiques, une place à part doit être faite pour les phénomènes morbides dus à l'irritation péritonéale occasionnée par l'augmentation rapide de quelques fibromes sous-péritonéaux.

Des nausées, des vomissements, du tympanisme abdominal, de la douleur spontanée ou réveillée par la palpation dénotent qu'il existe une réaction de la séreuse qui peut aller dans des formes rares, il est vrai, jusqu'à la péritonite localisée ou générale. Ces symptômes pourront commander une intervention, comme on le verra plus loin.

Tels sont les différents renseignements que l'interrogatoire aura fournis et qu'il s'agit maintenant de compléter par l'examen de la malade.

Examen physique. — On s'assurera d'abord de la vacuité des réservoirs vésical et rectal.

Le palper, l'auscultation, le toucher digital, l'examen bimanuel sous le chloroforme, tels seront les moyens qui serviront à reconnaître l'existence de la masse fibromateuse.

A. — Diagnostic pendant la grossesse.

Il est une règle pour ainsi dire invariable qu'on doit observer lorsqu'on examine une femme pendant la période de l'activité génitale. C'est de rechercher toujours si elle est enceinte et de ne refuser à admettre cet état que lorsqu'on en a une certitude absolue. Avec une pareille ligne de conduite on ne verrait jamais des curettages, des laparotomies, des explorations intra-utérines intempestives.

C'est donc là la première question à se poser, la deuxième c'est de savoir si cette grossesse est compliquée par la présence d'un fibrome.

Deux cas peuvent donc se présenter. 1° On sait que la femme est atteinte d'un fibrome. Il s'agit de reconnaître l'existence d'une grossesse. 2° La malade est vue pour la première fois. Il existe deux ou plusieurs inconnues. On commencera par éliminer la plus simple, la plus normale : la grossesse.

Pour résoudre ces deux problèmes, il faut analyser successivement ce que nous fournit l'examen de la malade et reconnaître si on peut faire cadrer le résultat que l'on obtient avec tel ou tel diagnostic.

I. *Fibrome reconnu. Diagnostic de l'état gravide.* — Supposons d'abord le cas le plus simple : on a reconnu l'existence d'un fibrome de l'utérus. A un moment donné la malade a perdu un peu plus de sang que d'ordinaire, ou bien ses règles se sont arrêtées. Les troubles de compression ont augmenté d'intensité, la malade se sent gênée par sa tumeur si celle-ci est d'un volume facilement appréciable. (Observ. 1)

Pour le diagnostic dans ces conditions je suivrai la division indiquée par M. Pozzi et je prendrai successivement les fibromes à type métritique, les fibromes à évolution vaginale et ceux à évolution abdominale.

Diagnostic de la grossesse avec corps fibreux à type métritique. — Pendant les deux ou trois premiers mois les règles semblent ne pas manquer, du moins c'est l'impression de la malade; à l'examen on trouve un col, un peu plus mou, l'isthme est souvent, vers le deuxième au troisième mois, un peu allongé, le corps utérin plus arrondi, plus globuleux, plus rénitent. On sent une tension spéciale des ligaments larges; dans bien des cas la malade a ressenti les premiers symptômes rationnels d'une grossesse. Avec un tel complexus symptomatique, rien ne peut être affirmé et on gagne tout à attendre, à

TURNER.   5

moins d'indications pressantes, telles que des hémorragies graves et persistantes, qui nécessiteraient un curettage ou un avortement forcé.

Diagnostic de la grossesse avec corps fibreux à évolution vaginale. — S'il existe un fibrome du col, les hémorragies ne seront influencées qu'exceptionnellement par l'état gravide, on trouvera à l'examen bimanuel un isthme utérin plus allongé, un corps utérin présentant l'état signalé dans une grossesse de deux à trois mois.

Corps fibreux du corps. — Si l'on a affaire à un corps fibreux du corps sous-muqueux ou interstitiel, il faut avouer que le diagnostic par l'exploration physique devient presque impossible, et la disparition des règles pouvant manquer, c'est peut-être là une condition où le diagnostic reste chancelant et où le gynécologue doit se rencontrer avec l'accoucheur pour se contenter d'affirmer que l'utérus est développé comme celui d'une femme enceinte de deux, trois mois, quatre mois, sans rien avancer de plus.

Les polypes du corps peuvent, très rarement, il est vrai, être accompagnés de grossesse, et seulement lorsqu'ils sont intra-utérins, à en juger par ce qu'en disent les auteurs.

Je ne sais pas si on a signalé de tels cas jusqu'ici, du moins dans les premiers temps de la grossesse. On peut imaginer que ce qui se produirait à ce moment serait d'abord une augmentation des hémorragies, puis une cessation, à mesure que la caduque utérine se constituerait, et que le polype, par suite de l'augmentation globale de l'utérus, serait refoulé dans une région plus élevée de cet organe.

Diagnostic de la grossesse dans les corps fibreux à évolution abdominale. — Dans les cas de fibromes sous-péritonéaux pédiculés, l'utérus étant entièrement distinct de la tumeur, l'absence des règles, le développement du corps utérin rendront ce diagnostic bien plus facile.

Quelquefois cependant, comme Jones l'a signalé, on a pu croire à un corps fibreux pédiculé lorsque l'isthme de l'utérus, fortement allongé, donnait la sensation d'un long pédicule reliant cette masse à un organe pelvien. Il semblerait qu'un examen vraiment attentif, en faisant constater l'absence de corps utérin, aurait permis d'éliminer une telle hypothèse.

Le diagnostic de grossesse sera certainement beaucoup plus difficile lorsqu'on aura affaire à un fibrome sessile. Cette masse faisant corps avec l'utérus et le masquant plus ou moins, ne permettra pas de saisir aussi nettement l'augmentation de volume du corps utérin et ses caractères spéciaux de rénitence, de pseudo-fluctuation et de contraction passagère.

On tiendra compte des symptômes rationnels de grossesse, de l'absence des règles, du ramollissement du col, de l'état de l'isthme utérin.

Fibromes de l'isthme. — Reste une dernière variété de fibromes auxquels nous rattacherons les fibromes de l'isthme. Ce sont les fibromes inclus dans le ligament large à évolution abdominale ou à évolution pelvienne. Dans les premiers mois de la grossesse ce qui permettra de faire le diagnostic, ce sera l'absence des règles, la constatation à côté de la tumeur primitive et relié plus ou moins intimement à elle d'une masse arrondie, se contractant à intervalles réguliers, offrant à l'examen les caractères de pseudo-fluctuation et de rénitence qu'on observe dans ces cas, et d'autre part les modifications du col. L'isthme dans le cas de fibrome de cette région n'aura pas, il est vrai, cette élasticité spéciale qu'on observe dans la grossesse. Les symptômes rationnels, cela va sans dire, seront recueillis avec soin.

Examens répétés. — Un point domine toute cette étude du diagnostic des tumeurs fibreuses compliquées de grossesse. C'est que celui-ci ne serait valable et vraiment consciencieux que s'il est contrôlé par un nouvel examen fait quelques semaines plus tard. Le gynécologue doit ici s'armer de la patience de l'accoucheur et attendre que le temps ait pu laisser mûrir son diagnostic.

Le fibrome n'augmente pas de volume d'une façon vraiment alarmante, les hémorragies ne se multiplient pas. Une prudente réserve ne nuira pas aux intérêts de la malade et témoignera de la discrétion du médecin. En revoyant la femme deux ou trois semaines plus tard ou même plus souvent, une telle conduite ne peut être qu'avantageuse ; on se rendra compte de ce qui se passe dans cet utérus et on évitera ainsi dans certaines circonstances un désastre opératoire.

II. — **Diagnostic d'utérus gravide avec fibrome concomitant.** — Un deuxième chapitre s'ouvre ici. Rien n'est connu dans l'état de la femme qui présente les symptômes fonctionnels précédemment décrits. Il n'y a que des inconnues dans ce nouveau problème. On cherche d'abord à établir celle qui est la plus simple, la plus normale ; la grossesse, et c'est en procédant à un examen minutieux et attentif qu'on reconnaît l'existence du fibrome.

La première étape dans tout examen gynécologique est de recourir au palper. De deux choses l'une : ou bien on reconnaîtra l'existence d'une masse dans la région sous-ombilicale ou bien rien ne pourra se percevoir. Supposons d'abord ce dernier cas. On doit procéder au toucher. Le doigt trouve le col à sa situation normale, dirigé légèrement en arrière, la palpation bimanuelle fait reconnaître un corps utérin qui est en légère antéflexion et qui n'est pas augmenté de volume. Les annexes ne sont pas perceptibles ou du moins si l'on arrive à ramener l'ovaire sur le doigt explorateur, cet organe offre un volume sensiblement normal, ou bien quelque peu augmenté par la congestion menstruelle et la présence d'un ovisac qui doit bientôt se rompre.

Rien ne permet de supposer une grossesse ou un fibrome. C'est l'état normal. Mais au cours de ces recherches il se peut qu'on reconnaisse les phénomènes suivants dont l'analyse conduira au double diagnostic de grossesse et fibrome.

La première impression ressentie en touchant le col utérin est que l'utérus n'a plus sa mobilité et son poids ordinaire. Les doigts de chaque main allant à la recherche les uns des autres en déprimant la paroi abdominale et vaginale permettent de sentir :

1° Dans certains cas une hypertrophie du col, dont la lèvre

antérieure ou postérieure est infiltrée par un nodule dur,
fibreux, c'est le doigt vaginal qui sert presque uniquement
dans ces cas, en même temps la lèvre non atteinte est amincie,
l'orifice légèrement béant ;

2° L'isthme sous la pression des doigts est étiré, allongé,
plus souple qu'à l'ordinaire ;

3° Ce corps offre une apparence plus globuleuse que d'ordinaire, il est moins ferme, plus dépressible. Si les règles sont
modifiées d'allures, si des symptômes sympathiques de grossesse existent, on ne peut que rester en suspens et garder une
sage réserve. Une telle conduite est indiquée par Pajot dans
l'observation XIII de la thèse Lefour.

Les résultats de l'examen bimanuel peuvent être tout autres.
Chez une malade qui se plaint de troubles de la miction ou de
la défécation, le col est manifestement déplacé en avant ou en
arrière, et de plus il est remonté. Dans le cul-de-sac antérieur
ou postérieur on trouve le corps utérin. Le plus souvent il est
facile de redresser l'utérus antéfléchi, mais on ne devra jamais
avoir recours à l'hystéromètre que si l'on a certitude absolue
de l'absence d'une grossesse d'un mois même.

Si le corps de l'utérus est situé en rétroflexion, il sera souvent augmenté de volume, et l'absence de règles, fréquente
dans cet état de l'utérus fera penser à une grossesse au début.
Celle-ci pourrait bien être compliquée de la présence d'un
fibrome de la paroi postérieure de l'utérus, ce qui, avec la
laxité des ligaments, expliquerait la production de ce déplacement. Le toucher vaginal et le toucher rectal conduiront à
éliminer ou à affirmer ce diagnostic en faisant constater une
néoplasie de l'organe, surajoutée à sa masse normale ou augmentée par le fait de la grossesse concomitante.

Hématocèle rétro-utérine. — On a signalé comme pouvant
conduire à des erreurs de diagnostic l'hématocèle rétro-utérine. Qu'il y ait coexistence de grossesse normale et de grossesse ectopique rompue, et l'on s'explique l'erreur, signalée
par Demarquay et Saint-Vel où « deux chirurgiens expérimen-
tés nièrent la possibilité d'une grossesse et rapportèrent le dé

veloppement de la matrice à une tumeur fibreuse ». Les symptômes ne tardèrent pas à être évidents, et l'accouchement se fit à terme dans les meilleures conditions.

Le diagnostic, il faut l'avouer, reste toujours hésitant dans les cas que je viens de signaler. Force est de rester sur la défensive et d'attendre pour compléter son diagnostic.

Mais il en est autrement lorsque le palper fait reconnaître une tumeur à l'hypogastre. La rétention d'urine est éliminée naturellement. Cette masse plus ou moins médiane peut remonter jusqu'à 7 ou 8 centimètres au-dessus du pubis. Il y a 9 chances sur 10 pour que ce soit un utérus gravide. On palpe cette masse, on se rend compte de sa forme, de sa consistance, de ses rapports avec le bassin et surtout on essaie de saisir une contraction indolore de cet organe. Si ce signe peut être observé d'une façon précise, il n'y a pas de doute possible. C'est l'utérus renfermant une masse liquide, œuf du fœtus, môle hydatiforme ou fibrome kystique, très rarement hématométrie. Ces deux dernières affections sont bien rares. Dès que l'utérus atteint le volume d'un utérus de quatre mois et demi, trois nouveaux signes viendront compléter le tableau et permettre le diagnostic : les mouvements actifs du fœtus, le ballottement fœtal et l'auscultation.

Y a-t-il fibrome concomitant et comment en reconnaître la présence ? Le palper peut démontrer l'existence de bosselures sur la surface utérine, qui deviennent plus dures, plus tendues, au moment des contractions, ou bien on sent en dehors de la masse arrondie et symétrique du globe utérin quelque chose de surajouté, soit en avant, soit sur les côtés, plus ou moins libre et pédiculé, ou bien relativement fixe et adhérent au corps utérin. La consistance, la rénitence de ces productions conduisent au diagnostic de fibrome pédiculé ou sessile du corps. D'autres fois ces masses se trouvent plus ou moins enclavées dans le bassin. L'examen bimanuel montre leur fixité relative, permet d'explorer leurs deux extrémités abdominale et pelvienne, leurs connexions avec le corps et l'isthme de l'utérus. Ce sont des masses fibreuses incluses dans le ligament large.

On peut quelquefois se méprendre sur la nature de la masse néoplasique contenue dans le ligament, et méconnaître l'existence d'un sarcome, d'un kyste inclus, d'un gros hémo-salpinx, d'un fibrome de la paroi abdominale. Il n'y a pas lieu d'insister ici sur ces diagnostics.

Quant aux fibromes de la paroi postérieure, à moins de descendre assez bas sur le segment inférieur, ils courent bien des chances d'échapper au contrôle direct. Leur présence ne pourra souvent être reconnue qu'au moment de l'accouchement, alors que la gêne apportée à l'accouchement par la présence de cette masse fibreuse conduit à un examen approfondi.

Mais au lieu de présenter ces caractères de pseudo-fluctuation, ces alternatives de relâchement et de contraction, on reconnaît l'existence d'une masse tendue, arrondie, pas tout à fait médiane.

Serait-ce un kyste de l'ovaire ? Le toucher permettrait de reconnaître l'indépendance du corps utérin, et de le déplacer sans agir sur la tumeur.

La grossesse extra-utérine tubaire ou tubo-interstitielle pourrait dans certains cas simuler un fibrome. Ailleurs on pourra avoir une grossesse ectopique accompagnée de fibrome de l'utérus.

Dans quelques cas, la môle hydatiforme en infiltrant les parois de l'utérus donnera lieu à une série de bosselures qui feront penser à un utérus fibromateux. Un exemple frappant de cette lésion a été observé l'année dernière dans le service du Dr Gérard-Marchant. Les signes rationnels et la marche de cette maladie conduisirent à une intervention qui se trouvait d'ailleurs pleinement justifiée par l'état de l'utérus. La môle hydatiforme avait pénétré dans la paroi de l'organe et présentait dans sa marche les caractères d'une tumeur maligne.

D'autres fois toute la masse est dure, d'apparence fibromateuse, criblée de nodosités de volume variable. Aucun symptôme de grossesse n'est perceptible, ni ballottement fœtal, ni mouvements actifs, ni battements du cœur fœtal. Et pourtant noyé au milieu de cette masse fibromateuse il peut exister un embryon qui évolue. Seuls quelques symptômes rationnels de grossesse, l'absence des règles, qu'on pourrait cependant dans certains cas expliquer par la ménopause prochaine permettraient de se prononcer. Les difficultés de ce diagnostic sont bien démontrées dans l'observation I.

Mais ici nous avons affaire à une vaste tumeur abdominale, nous entrons dans la 3e catégorie de faits, ceux où l'on reconnaît l'existence d'une tumeur rappelant le volume d'un fœtus de 5, 6, 7 mois et plus. L'ombilic est atteint et dépassé, et si la femme est primipare, c'est en ce moment que va commencer à se constituer le segment inférieur, qui se parachèvera surtout pendant les deux ou trois derniers mois de la grossesse. Pendant l'accouchement le diagnostic présente les mêmes difficultés, seul l'état du col sera comme nous le verrons d'un grand secours.

III. — **Grossesse évidente. Diagnostic du fibrome.** — Ici se pose un problème dont les données sont inverses de celles formulées au début de ce chapitre. La grossesse ne fait pas de doute, elle est évidente, est-elle compliquée de fibromes ?

Il est bien entendu qu'on n'affirme pas une grossesse à moins d'avoir constaté un des signes certains, c'est-à-dire les mouvements passifs, les mouvements actifs, les battements du cœur ou au moment de l'accouchement la perception directe de l'œuf, ces signes étant constatés par l'accoucheur.

Ce qui précède me permet de rappeler qu'on doit examiner la paroi utérine au moment d'une contraction utérine pour reconnaître l'existence de nodosités fibromateuses noyées dans son épaisseur, rechercher sur le fond ou le côté de l'utérus les fibromes sessiles ou pédiculés, voir si du côté du bassin l'on ne reconnaît pas de masses fibromateuses en avant ou sur les côtés de l'utérus ; pratiquer le toucher pour juger si le col est de forme normale, si rien de spécial n'attire l'attention du côté du bassin, si le segment inférieur offre sa souplesse ordinaire, examen qui est connexe et qui doit être mis en parallèle avec celui des parties osseuses du bassin.

Un diagnostic différentiel très épineux dans certains cas est celui de grossesse gémellaire et de fibrome compliquant la grossesse.

On trouve bien un fœtus placé longitudinalement ou transversalement, on reconnaît les deux pôles, les battements du cœur fœtal, mais il se présente à l'exploration une troisième masse arrondie, qui peut, il est vrai, ne pas se voiler au moment de la contraction utérine comme le feraient les extrémités fœtales. Cette masse, simulant quelquefois l'extrémité céphalique d'un fœtus ne se laissera pas généralement déplacer, il sera situé en juxtaposition plus immédiate qu'on ne le voit dans la plupart des cas de grossesse gémellaire avec l'extrémité fœtale déjà reconnue, enfin on ne trouvera pas deux centres de bruits fœtaux.

Il est toujours hasardeux d'avancer catégoriquement le diagnostic de grossesse gémellaire à moins d'avoir constaté deux centres de battements à rythme différent et n'ayant aucun rapport par leur fréquence avec le pouls de la mère.

Aussi à moins de percevoir bien nettement deux dos ou trois extrémités fœtales on se tiendra sur la réserve et on attendra l'accouchement.

Une grossesse ectopique pourrait exister en même temps qu'une grossesse ordinaire, et la première être prise pour un fibrome de l'utérus. La consistance de la tumeur, ses rapports, les douleurs très vives que la majorité des malades ressentent, mettraient sur la voie du diagnostic. Il faut avouer cependant que le diagnostic restera dans certains cas en suspens, et que le chirurgien intervenant pour des troubles nécessitant une opération sera alors seulement à même de reconnaître par la vue l'origine véritable des accidents.

B. Diagnostic pendant le travail.

Au moment de l'accouchement l'étude du diagnostic devient beaucoup plus important pour deux raisons d'ordre tout à fait différent : la première, c'est que c'est souvent alors que la femme se présente pour la première fois à l'examen, et qu'on peut se livrer à un examen approfondi ; la deuxième, bien plus essentielle, réside dans ce fait que l'accouchement par sa lenteur ou par sa difficulté nécessitera une enquête approfondie des causes de cette anomalie et conduira à la découverte de l'élément dystocique.

Il serait inutile de revenir sur le diagnostic des tumeurs fibreuses du fond de l'utérus et des masses fibreuses incluses dans le ligament. On sera sans doute un peu plus gêné dans leur recherche par le fait de la contraction des parois abdominales au moment de l'expulsion, mais un tel inconvénient est largement compensé par l'extériosation imposée aux fibromes de la paroi de l'utérus par les contractions de cet organe.

Supposons le travail commencé depuis quelques heures. On a constaté que la tête n'était pas engagée, chez une primipare ou multipare âgée n'ayant pas eu d'enfants depuis 6, 8, 10, 15 ans. Ce fait aura été attribué suivant les cas au défaut de flexion de la tête, à la résistance des parties molles, au défaut de réaction utérine avant l'accouchement, tel que cela se voit chez les multipares à leur 5e ou 6e grossesse. On n'aura pas examiné le segment inférieur de l'utérus, ce qui devrait se faire tout autant que l'examen du bassin osseux et du plancher pelvien.

L'accouchement traîne en longueur, il y a déjà dix, douze, quinze heures que les douleurs se sont installées d'une façon définitive et pourtant au palper, entre les contractions, on sent que la tête ne progresse pas, n'avance pas dans l'excavation.

Comment reconnaître la cause de ce retard dans l'engagement de la tête, cette prolongation anormale du travail, cette lenteur dans la dilatation.

Le toucher digital ne suffit pas dans la plupart des cas pour avoir un diagnostic ferme.

Il faut pratiquer l'examen manuel comme l'indique Marquézy dans sa thèse au sujet « des difficultés du diagnostic des fibromes de la paroi postérieure de l'utérus dans le travail de l'accouchement ». On n'hésite pas dans de telles circonstances à donner du chloroforme à la parturiente d'autant plus que celle-ci, fatiguée par la longueur du travail, peut déjà présenter un état d'énervement ou une contracture du muscle utérin qui justifient une telle conduite.

Une fois la main introduite à l'intérieur du conduit vaginal, on recherche le col pour avoir un point de repère, on reconnaît s'il est en avant ou en arrière, quelle est sa forme, sa consistance, s'il est dilaté et si ses bords sont épais ou minces.

Puis on passe à l'examen du segment inférieur. De la main gauche on appuie sur la tête et on en coiffe le segment inférieur. De l'autre, on mesure l'épaisseur de cette région de l'utérus, on évalue son étendue, sa disposition. Grâce à l'emploi de ce toucher bimanuel on peut explorer tout ce qui occupe le bassin, juger de l'état des parois osseuses, reconnaître s'il existe une angustie pelvienne qui aurait échappé aux moyens usuels d'investigation clinique.

On peut aller encore plus loin lorsque cet examen se fait non plus avant l'accouchement, mais en pleine période d'effacement ou de dilatation. Deux doigts pénètrent à travers l'orifice utérin et remontent jusqu'au niveau de l'anneau de Bandl. La face interne du segment inférieur est explorée d'une façon complète, et on peut ainsi reconnaître s'il existe à l'intérieur du corps utérin et faisant saillie à côté de l'extrémité céphalique ou pelvienne une masse néoplasique pouvant gêner l'évolution du fœtus.

En se servant des moyens que je viens de signaler, on arrive à reconnaître la dystocie fibreuse et à la différencier des autres formes de dystocie qui pourraient la simuler.

Marquézy a signalé dans sa thèse un certain nombre de cas pathologiques qui pourraient induire en erreur.

Dilatation sacciforme. — La dilatation sacciforme, qu'elle soit due à une antéflexion de l'utérus ou à un défaut de développement de la paroi antérieure, ne simulerait guère pour un observateur attentif, une tumeur fibreuse de la paroi postérieure.

L'erreur inverse serait plus fréquente et due à l'absence de contrôle suffisamment rigoureux. Une observation typique de ce fait est fournie par l'observation VII de la thèse de Marquizy. On crut que la dilatation sacciforme était due à une grossesse gémellaire.

Mme Henry, qui vit la femme au bout de quarante-huit heures de travail, put constater l'existence d'une masse volumineuse, immobile, prolongée dans l'excavation pelvienne. A travers le segment inférieur de l'utérus sur lequel on arrivait directement, on sentait, à droite, une tumeur dure, rénitente, irrégulière, qui correspondait à la masse que l'on trouvait à travers la paroi abdominale ; cette tumeur était légèrement mobile. A gauche et en arrière on arrivait très difficilement à traverser le col, ouvert dans toute son étendue ; on ne trouvait pas de partie fœtale. Mme Henry fit le diagnostic.

« A midi, M. Tarnier vit la femme, fit donner du chloroforme, introduisit la main et se décida à faire la version. L'opération fut des plus laborieuses et ne dura pas moins de deux heures, pendant lesquelles la main fut introduite 3o fois dans l'utérus, 23 fois par Mme Henry, 7 fois par M. Tarnier. Le fœtus était mort, la mère quitta l'hôpital guérie ».

Cette observation offre de l'intérêt non seulement au point de vue du diagnostic, mais aussi par suite du traitement employé.

Dans la leçon que fit M. Tarnier sur cette observation, il insiste sur l'exploration de la cavité utérine comme moyen de diagnostic.

Dührssen signale aussi un fait où ce fut le palper minutieusement pratiqué qui permit de se rendre compte de l'existence d'une masse fibromateuse dans le ligament large et d'établir par analogie la nature de la tumeur qui suscitait une rétroversion utérine.

La dilatation sacciforme peut aussi tenir à l'insertion du placenta dans la portion postérieure du segment inférieur. Les symptômes précurseurs, hémorragies et rupture prématurée des membranes seront souvent d'un grand secours.

Quant aux cas où la tumeur fibreuse fut prise pour une tête de fœtus (observations de Capuron, de Fredet), de telles erreurs ne peuvent être dues qu'à un examen incomplet.

On a même cru reconnaître un siège dans un autre cas, une présentation de l'épaule.

Il est inutile d'insister sur de pareilles méprises, ainsi que sur l'erreur de Fergusson qui appliqua le forceps sur une tumeur fibreuse.

Hypertrophie du col. — Quelquefois le diagnostic entre fibrome et hypertrophie du col est assez difficile, sinon impossible. Une observation signalée par Cazeaux dans son traité d'accouchements, indique qu'à l'autopsie d'une malade on ne découvrit qu'une hypertrophie du col et pas de trace de fibrome. L'examen histologique n'ayant pas été fait il est permis de se demander si on avait fait un diagnostic anatomopathologique suffisamment exact.

D'ailleurs, avec un toucher utérin bien fait, on ne pourra guère se tromper et l'on évite ainsi de se méprendre sur la nature véritable de l'obstruction.

Il est quelquefois utile d'employer le toucher rectal lorsque le col de l'utérus, rendu difficilement accessible par la masse pelvienne, ne permet pas une exploration complète. On remonte ainsi sur la face postérieure de la tumeur et on en saisit mieux la forme.

Malformations utérines. — Passons à un autre ordre de faits. L'utérus présente quelquefois des malformations qui n'empêchent cependant pas la conception.

C'est un fait bien connu que les différentes parties de l'appareil génital se développent concurremment au moment de la grossesse.

Au moment de l'accouchement, s'il existe deux vagins ou deux cols, on en reconnaîtra facilement l'existence, et on saura à quoi attribuer l'existence de la masse surajoutée au corps utérin gravidique. Sinon, il faut se fier aux connexions de la tumeur, au déplacement subi par l'utérus dans sa totalité, à la présence du ligament rond qui, en partant de la corne utérine hypertrophiée, indique sa véritable nature, enfin à la consistance et aux contractions de l'organe. L'examen manuel intra-utérin sera toujours le meilleur moyen de reconnaître la cause de dystocie.

Cancer du col. — Je passe rapidement sur le cancer du col, qui, lorsqu'il a un volume assez considérable pour produire de la dystocie se révèle par ses symptômes rationnels; sur les kystes hydatiques dont Marquézy ne signale que deux cas.

Kystes de l'ovaire. — Bien autrement fréquents que ces affections sont les kystes de l'ovaire. En faisant le toucher, avant l'accouchement, on le trouve le plus souvent reporté en avant, libre de toute connexion avec la tumeur, qui se moule sur l'excavation, beaucoup plus que ne le ferait une tumeur fibreuse. C'est un caractère autrement important que celui de la consistance du fibrome, qui peut se ramollir au point de donner le change et de susciter une ponction comme dans le cas signalé par Cazeaux. D'autre part les kystes de l'ovaire, sous l'influence de la pression à laquelle ils sont exposés au moment de l'accouchement acquièrent une dureté toute spéciale, qui peut être suffisante pour faire croire à une exostose.

On ne doit rien négliger dans l'examen, qui se fera naturellement sous le chloroforme. Tel ou tel symptôme fera pencher la balance en faveur de kyste ou de fibrome. D'ailleurs que le diagnostic soit ou ne soit pas fait, le traitement sera identique dans les deux cas. La ponction en effet ne semble guère de mise pour un chirurgien et l'incision exploratrice au moment propice permettra de se rendre compte de la nature de l'obstacle et d'y remédier. Il existe, en effet, des kystes dermoïdes signalés par Fochier et les inconvénients de la ponction dans le cas de kystes de l'ovaire sont assez bien connus maintenant, pour que l'anathème prononcé contre elle ne doive persister pendant la grossesse et l'accouchement. Fochier prétend même qu'il est plus facile de reconnaître les kystes dermoïdes que les kystes ordinaires. Il existe une rénitence spéciale, on a la sensation de mastic, d'inégalités nombreuses, bref, les symptômes physiques que donnent d'ordinaire les kystes dermoïdes. L'observation qu'il rapporte montre encore une fois les dangers de la ponction.

Je ne m'arrêterai pas à la grossesse extra-utérine, à l'hématocèle, à la pelvi-péritonite.

Ostéo-sarcome du bassin. — J'ai hâte d'arriver à un diagnostic bien plus important. On sent une masse dure dans le cul-de-sac postérieur, cette masse remonte en arrière sur la face postérieure de l'utérus, elle n'est pas mobilisable; en faisant le toucher rectal on reconnaît que le rectum est repoussé à droite ou à gauche par cette masse, qui semble dépendre de la paroi osseuse du bassin. On pourrait même dans certaines circonstances reconnaître de la crépitation parcheminée. Nul doute alors qu'on se trouve en présence d'un ostéo-sarcome du bassin. Cependant le diagnostic est quelquefois malaisé. Chez une malade entrée récemment à la Maternité Boucicaut, je crus devoir faire le diagnostic de fibrome de la paroi postérieure de l'utérus, plus ou moins pédiculé et devant être une cause de dystocie et cette observation est rapportée plus loin (Observation IV). Cependant le diagnostic d'ostéo-sarcome avait été posé à la suite d'un examen sous le chloroforme.

Je n'insisterai pas sur les tumeurs rectales, qui seraient dissipées par l'usage des lavements ou que le toucher rectal reconnaîtrait.

Le diagnostic n'est cependant pas toujours possible, lorsqu'il existe une tumeur haut située de la paroi postérieure de l'utérus. Le palper, le toucher intra-utérin, le toucher rectal, rien ne permet d'arriver jusqu'à cette masse néoplasique et ce n'est guère que par élimination qu'on arrive à songer à ce diagnostic.

« Lorsque l'exploration du bassin n'a permis de constater aucun rétrécissement, dit Marquézy, et que l'examen auquel on s'est livré n'a rencontré rien d'anormal du côté de l'excavation ou du détroit supérieur, il faut songer bien plutôt à un petit fibrome situé en arrière qu'à une brièveté du cordon ombilical ».

Dans ce cas d'ailleurs, c'est au moment de l'expulsion, une fois l'engagement terminé que le travail ne marche plus. Il existe en même temps des douleurs violentes au niveau de l'insertion placentaire et qui reviennent à chaque contraction.

Contracture de l'anneau de Bandl. — Enfin on a signalé une rétraction tétanique du segment inférieur, qui, pour les auteurs américains, deviendraient une cause de dystocie par rétraction de l'anneau de Bandl. L'examen intra-utérin sera toujours le meilleur moyen de parfaire le diagnostic.

Le diagnostic de dystocie d'origine fibromateuse résulte donc d'une étude complète des symptômes rationnels qui ont pu précéder la grossesse, mais surtout de l'examen approfondi de l'excavation pelvienne, de la charpente osseuse de cette région ainsi que du segment inférieur de l'utérus.

Diagnostic du degré d'angustie. — Il ne suffit pas de reconnaître l'existence de cette dystocie, d'en préciser le siège et d'indiquer les connexions de la tumeur fibreuse avec le col, le segment inférieur ou le corps de l'utérus, il faut en même temps apprécier le volume du néoplasme et reconnaître s'il offre un obstacle insurmontable au passage du fœtus.

Dans l'étude de la dystocie osseuse il existe des règles à peu près précises pour la détermination de ce point important. Avec le doigt introduit dans l'excavation, on mesure le diamètre promonto-sous-pubien et on en déduit le promonto-pubien minimum après avoir tenu compte de la hauteur, de l'épaisseur, de l'inclinaison et de l'élévation de la symphyse par rapport au sacrum. Fort de ce résultat, on peut jusqu'à un certain degré reconnaître si le degré de rétrécissement est suffisant pour empêcher l'engagement complet de l'extrémité céphalique. Il reste dans ces cas d'ailleurs une inconnue, la tête, dont les dimensions peuvent varier jusqu'à un certain degré suivant l'âge de la grossesse et le développement du fœtus. C'est dans ces cas que le palper mensurateur devient d'un utile recours.

Peut-on dire que ces mêmes moyens peuvent être employés ici? Il est facile de comprendre que vu l'irrégularité de la

tumeur on ne saurait établir une façon d'agir toujours identique ou poser des règles d'allure vraiment scientifique. Tout
au plus peut-on pour ces fibromes de la paroi postérieure
avoir recours aux mêmes procédés d'évaluation et dire que si
le fibrome est immobilisé et s'il présente une épaisseur de 2,
3, 4 centimètres, on aura par à peu près un rétrécissement
correspondant.

Toutes ces évaluations seront forcément approximatives
pour des raisons multiples : variations dans la forme des
tumeurs, mobilité plus ou moins considérable, assoupplisse-
ment des masses néoplasiques.

Un autre moyen reste, c'est celui dont on se sert pour les
bassins viciés, le palper mensurateur. L'expérience nous
manque pour savoir si ce moyen se laisserait appliquer avec
autant de facilité que pour l'étude des rétrécissements, mais
il est assez logique de tâcher de reconnaître vers la fin de la
grossesse quel est le degré d'angustie pelvienne en comparant
le volume de la tête fœtale à la filière à travers laquelle elle
doit s'engager.

Lorsqu'il s'agit donc d'une présentation céphalique non
engagée, aux 7ᵉ, 8ᵉ, 9ᵉ mois on pourra abaisser la tête, essayer
de l'engager dans le bassin et reconnaître jusqu'à quel point
la masse fibreuse empêche son accommodation et son engage,
ment. On jugera aussi de la direction imprimée à la tête fœtale-
de son degré de flexion, qui est souvent exagéré, enfin on
se rendra compte des difficultés à l'engagement, qui prendront
dès ce moment un caractère plus ou moins absolu.

Classification des rétrécissements utérins. — On peut de cette
façon, vers la fin de la grossesse, établir trois catégories de
dystocie, trois séries de dystocie fibreuse.

Rétrécissements accentués. — Il y aura d'abord les cas d'obstruction pelvienne véritable, où la masse de la tumeur, son
envahissement du segment inférieur, son peu de mobilité, sa
dureté relative, permettront d'admettre qu'il sera impossible
que l'accouchement se termine spontanément. On pourra même
dans ces cas dire qu'une intervention obstétricale telle que le

forceps ou la version seront difficiles et meurtrières pour le fœtus.

Rétrécissements moyens. — Dans une deuxième catégorie viendront prendre place les cas où la mobilité relative de la tumeur, son volume peu considérable, sa souplesse et son assouplissement permettent de comparer ces cas aux rétrécissements légers du bassin, n'ayant que 9,5 à 10,5 de promonto-sous-pubien et où la tête fœtale ne déborde pas d'une façon sensible et se laisse enfoncer quelque peu dans l'excavation pelvienne.

Rétrécissements légers. — Une troisième catégorie comprendra ceux où la faible étendue des lésions, bien que siégeant dans le segment inférieur, font prévoir un accouchement difficultueux, une période de dilatation un peu traînante, un engagement qui ne se fera que tardivement, mais où une application de forceps dans l'excavation permettra de venir en aide à l'utérus lorsque celui-ci sera fatigué et rendu inerte.

Diagnostic dans les suites de couches. — Un autre point me reste à étudier, c'est celui du diagnostic après l'accouchement. La femme vient d'accoucher sans trop de difficulté et sans qu'on ait pensé à l'existence d'une tumeur fibreuse, ou bien on n'a pu que la soupçonner.

La malade est prise d'hémorragies inquiétantes ou bien on reconnaît dans le vagin l'existence d'une masse polypeuse. Le palper combiné au toucher pendant les manœuvres que nécessiteront les hémorragies précoces ou tardives de la délivrance mettent sur la voie du diagnostic et font reconnaître, soit une masse fibreuse du corps de l'utérus au fond ou sur les côtés, soit une tumeur polypeuse venant faire saillie à travers le col utérin. Le globe utérin existe toujours et on n'a pas à songer à une inversion utérine. L'utérus n'est pas abaissé, le toucher manuel et le toucher rectal, l'introduction d'une sonde rigide dans la vessie dont l'extrémité sera sentie par le toucher rectal dans les cas d'inversion complète assureront le diagnostic d'une façon complète.

MARCHE ET COMPLICATIONS DES FIBROMES GRAVIDIQUES

A. Accidents pendant la grossesse. — Le diagnostic des fibromes gravidiques est certes d'une importance capitale pour arriver à connaître la conduite à tenir mais on peut dire que leur mode de développement, les divers incidents qui peuvent résulter de leur existence ont une influence considérable sur la détermination à prendre à leur sujet. C'est là un fait qui rappelle ce qu'on peut dire des fibromes en général, que c'est plutôt par leurs complications ou par leur marche envahissante qu'ils deviennent justifiables d'une intervention sanglante.

Pendant la grossesse les fibromes de l'utérus occasionnent les mêmes accidents que ceux qu'on peut observer pour toute tumeur de l'abdomen.

Accidents de compression. — Pour commencer par ce qu'il y a de plus simple, leur masse même peut produire des phénomènes mécaniques de compression qui réagiront sur les deux grands appareils excréteurs contenus dans l'abdomen, l'appareil urinaire et le tube digestif.

Appareil urinaire. — Sur l'appareil urinaire les troubles les plus variés s'observent : si l'urètre ou le col vésical sont comprimés, il y aura de la dysurie ou même de la rétention suivie d'incontinence par regorgement. L'uretère d'un côté ou même des deux peut se trouver comprimé, le cours de l'urine ne se fera plus d'une façon régulière. Que de l'infection s'établisse soit spontanément, soit à la suite du cathétérisme et l'on aura toutes les formes qu'elle peut revêtir en pareil cas : urétrite, cystite, pyélo-néphrite et néphrite suppurée. Quelquefois l'effet mécanique suffira à produire de l'albuminurie.

Appareil digestif. — Du côté de l'appareil digestif (Observation I) on verra de la constipation, devenant de plus en plus accentuée, bientôt les lavements, les purgatifs deviennent insuffisants et enfin les symptômes d'une occlusion complète se déclarent et amènent une terminaison fatale assez rapidement. Que ces deux complications se trouvent associées et on saisit facilement que les lésions du foie et des reins qui préparent l'accès éclamptique s'installeront plus facilement que chez une femme ne présentant pas ces troubles.

Rien donc d'étonnant à la fréquence plus grande de l'éclampsie.

Appareil circulatoire. — Une autre complication qui a été déjà signalée pour les fibromes ordinaires acquiert encore plus d'importance ici. Par suite de la zone de la circulation, qui peut se traduire à la périphérie par des varices, des tendances aux thromboses, de la phlébite, des œdèmes plus ou moins accentués, le cœur est atteint de lésions plus ou moins prononcées. Larcher avait déjà parlé d'hypertrophie pendant la grossesse, et bien que les recherches de Vaquez aient montré que c'était plutôt lorsqu'il existait des lésions valvulaires qu'on trouvait cette hypertrophie, il n'est pas douteux que les lésions qu'on peut observer dans ces cas de fibromes se trouvent aggravées par le fait de grossesse concomitante. L'hémorragie cérébrale a été signalée aussi par Duncan.

Péritoine. — Du côté du péritoine les phénomènes ne sont pas moins importants : la marche rapide de la tumeur, en déterminant une distension rapide du péritoine, peut irriter la séreuse et on voit souvent survenir des phénomènes de péritonisme et même une véritable péritonite.

C'est une complication qui est signalée dans un grand nombre d'observations et qui au point de vue de l'indication opératoire a sa valeur. On note dans ces cas des vomissements, de la sensibilité du ventre, des douleurs névralgiques assez nettes.

Tous ces symptômes peuvent devenir assez alarmants et conduire la malade à la cachexie.

L'ascite, la torsion du pédicule de la tumeur, la suppuration ou la gangrène consécutive sont des complications fréquentes. Dans certains cas la tumeur peut se détacher. Enfin l'utérus se met quelquefois en antéversion ou en rétroversion.

L'évolution de la grossesse est troublée, et l'avortement, ou les hémorragies par insertion vicieuse du placenta s'observent.

Tous ces symptômes, douleur, hémorragies, névralgies ne sont pas sans retentir sur l'état général, et amener des modifications de la santé qui se traduisent par de l'oppression, par de la difficulté de la marche, de l'anémie progressive qui imprime à la figure une teinte jaunâtre. Ces phénomènes étaient très frappants chez la malade dont l'histoire est indiquée dans l'observation déjà rapportée (Observation 1).

B. **Complications au moment de l'accouchement.** — Au moment de l'accouchement les complications sont d'ordre maternel ou fœtal, d'ailleurs mère et enfant peuvent souffrir par suite de la longueur du travail.

Au début de l'accouchement on doit considérer comme complication la présentation vicieuse. Ce point a déjà été examiné. La dilatation se fait d'une façon tardive et, accident relativement fréquent, il y a rupture prématurée des membranes.

Rupture prématurée des membranes. — Un tel phénomène avant la dilatation des membranes est une complication toujours fâcheuse : l'infection se fait plus facilement, l'œuf étant ouvert, le fœtus souffre par suite de la compression directe exercée par l'utérus.

Il peut en résulter après la naissance de l'enfant, si celui-ci a subi une compression trop longtemps prolongée et conduisant à un début d'asphyxie, des broncho-pneumonies se terminant fatalement au bout de quatre à six jours. De plus, la poche des eaux ne peut plus jouer son rôle dilatateur, l'accouchement ne se fait plus aussi régulièrement, et si une intervention chirurgicale ou obstétricale est décidée le fait d'opérer sur un utérus où l'œuf est ouvert n'est pas à négliger.

Procidence du cordon. — Le défaut d'engagement prédispose à un autre accident qui s'observe cependant avec une fréquence moins considérable, c'est la procidence du cordon. La procidence des membres a été indiquée une fois par Danyau.

Rupture de l'utérus. — Un accident grave pour la mère, et qui a lieu quelquefois, c'est la rupture de l'utérus.

Dans bien peu de cas peut-on dire que la rupture utérine se soit produite spontanément, et pourtant c'est un fait avéré que cette complication se produit dans les rétrécissements du bassin. Il en serait tout autant pour les cas d'angustie d'origine fibromateuse.

Cette catastrophe survient malheureusement trop souvent dans les versions les plus faciles et se produirait d'ailleurs surtout lorsqu'on essaierait de faire la version dans un cas de présentation céphalique avec tête non engagée.

Dystocie complète. — Enfin dans certaines circonstances si l'accouchement ne se termine pas par une césarienne, l'enfant et la mère peuvent mourir. — Cas de Hall, de Charpentier.

C. **Complications de la délivrance.** — Après l'expulsion du fœtus diverses complications surgissent quelquefois.

Rétention placentaire. — Une d'elles, la rétention placentaire, est due à la forme du segment inférieur et du col de l'utérus. L'observation ı en offre un bel exemple.

Si les soins antiseptiques ont été pris avant et pendant l'accouchement cette rétention n'exposera pas à l'infection, mais des hémorragies graves peuvent survenir, ou si des tractions intempestives sont exercées sur le cordon, il peut se produire de l'inversion utérine.

Si le placenta vient facilement, on peut voir survenir des hémorragies dues au défaut de rétraction de la zone d'insertion placentaire.

E. **Accidents dans les suites de couches.** — Dans les suites de couches, la marche et les complications se présenteront d'une façon encore plus nette que pendant la grossesse et le travail. Ici on n'aura plus à compter avec le fœtus et avec la dystocie, on n'aura plus aussi facilement les accidents de compression observés pendant la grossesse.

Compression. — Cependant ces phénomènes s'observent quelquefois (Obs. 1). La tumeur est si considérable que le fait de l'avortement ne produit rien au point de vue de la masse totale de la tumeur et les accidents dans ce cas s'aggravent et produisent la mort.

L'utérus dans sa partie saine reprend son volume normal peu à peu, mais les néoplasies qui y sont contenues ne peuvent suivre une régression aussi rapide.

Qu'elle se présente sous la forme de tumeur sous-péritonéale sessile ou pédiculée ou de polype intra-utérins, il n'y a pas retrait corrélatif entre le corps de l'utérus et la tumeur.

Hémorragies. — Les accidents qui se passeront seront nombreux.

Les premiers en date, qui sont dus au défaut de rétraction utérine, sont des hémorragies plus ou moins tenaces, accompagnées de douleurs de reins souvent atroces (Lefour).

Cette hémorragie peut même se produire du côté du péritoine à la suite de la déchirure du péritoine. Ce phénomène s'observerait surtout avec les fibromes très vasculaires.

Infection. — Une deuxième catégorie de faits est due à l'infection ; leur étiologie est facile à saisir : existence d'une néoplasie dont la vascularisation est compromise et qui arrive à jouer le rôle de corps étranger, d'où facilité d'invasion par les agents de la suppuration et de la gangrène, longueur de l'accouchement, examens répétés et interventions plus ou moins pénibles, drainage insuffisant de l'utérus qui ne se rétracte pas d'une façon régulière et progressive et qui ne se met pas dans la situation la plus favorable à l'évacuation des lochies, c'est-à-dire l'anteflexion.

Il se fait d'abord de l'endométrite septique, puis l'infection se propage soit à la loge celluleuse des fibromes, soit aux cornes utérines et finalement par voie lymphatique ou sanguine, il se déclare, ou de la septicémie péritonéale ou générale, ou de la pyohémie.

La gangrène et l'élimination successive de portions fibromateuses, l'embolie septique ou mécanique, la mort subite comme conséquence de ce phénomène, l'endocardite, la phlébite, sont autant de manifestations de ces processus morbides.

La rupture de la vessie, l'éclampsie, les troubles nerveux divers sont aussi à signaler.

Marche galopante des fibromes. — Il existe enfin dans l'histoire des fibromes gravidiques tout autant que dans celle des fibromes de l'utérus non gravide un point essentiel qu'il faut bien mettre en lumière et sur lequel l'attention doit se fixer et à l'apparition duquel l'observateur doit toujours veiller. Je veux parler de la marche galopante de certains fibromes: de ce qu'on peut appeler la fibromatose aiguë à marche galopante. Cette complication, car c'en est une, est des plus graves et conduit à une opération immédiate avant que la tumeur ne se soit développée à tel point que le résultat opératoire devienne problématique et que le chirurgien se décide à intervenir avec bien peu d'espoir d'avoir un résultat favorable. C'est ici qu'une surveillance attentive de la malade devient utile et éviterait dans certains cas, comme c'est le cas pour l'observation I, une terminaison fatale. Toutes lesdeux ou trois semaines un examen méthodique et permettant de comparer l'état de l'utérus à celui qu'on lui avait reconnu précédemment, renseignera sur l'augmentation de volume de la tumeur, tout en tenant compte de l'évolution de la grossesse.

Dans cette augmentation simultanée, qui sera due à l'hypertrophie du fibrome et au développement du fœtus, on peut avoir différentes variations dans leur rapport réciproque. Tantôt la grossesse sera seule à mettre en cause pour expliquer les dimensions anormales de l'utérus, le fibrome ne sera qu'un épiphénomène, n'existera qu'à l'état de comparse dans le tableau quelque peu modifié de la gravidité ; ailleurs on ne songera guère à la grossesse, l'état néoplasique de l'utérus attirera toute l'attention du médecin à telles enseignes qu'il ne songera même pas à l'existence d'une grossesse possible. Il suivra la marche croissante de la tumeur, il négligera les symptômes rationnels d'une grossesse, et c'est alors que ne sachant pas tenir compte du moindre symptôme anormal qui aurait dû éveiller chez lui une suspicion légitime, il se décidera à une intervention qui serait mieux justifiée si un diagnostic exact et complet avait été posé en premier lieu.

Pronostic. — J'en ai assez dit sur les complications de nature diverse qui surviennent chez les femmes atteintes de fibromes gravidiques pour montrer combien le pronostic est sombre dans bien des cas. Il ne faut pas pourtant se dissimuler que les fibromes gravidiques ne se trahissent par aucun symptôme morbide chez un grand nombre de malades, ou bien qu'ils ne produisent que des accidents qui ne sont pas trop à redouter, comme les avortements ou les hémorragies de la délivrance. J'ai présents à l'esprit au moins cinq cas de fibromes gravidiques reconnus dans le service de M. Doléris pendant l'année 1899-1900. Il y eut trois avortements, une hémorragie de la délivrance dont on vint à bout facilement, enfin une femme qui accoucha à terme. Dans ce dernier cas il s'agissait de fibromes multiples du corps, de volume peu considérable et noyés dans la paroi utérine. Malgré l'examen gynécologique qui est pratiqué chez les femmes à leur sortie de la Maternité, je suis persuadé qu'un ou deux cas ont dû m'échapper, soit par suite du volume restreint de la tumeur, soit à cause de l'existence d'une déchirure périnéale qui nécessitait l'abstention d'un examen approfondi.

Pourtant, lorsque la tumeur est de volume considérable, qu'elle produit les complications déjà mentionnées, elle devient par cela même redoutable, et l'on saisit ainsi la raison d'être de la statistique très chargée de Lefour.

Cet auteur indique en effet que sur 227 cas de grossesse

dans lesquels la terminaison est indiquée, il a relevé 39 avortements, le sort de la mère a été noté 30 fois : dans 14 cas les femmes succombèrent : 48 pour 100 de mortalité. Quant à l'accouchement prématuré spontané il s'est produit 23 fois, 8 mères ont succombé ; 35 pour 100 de mortalité. Sur 15 enfants 6 enfants vivants : 40 pour 100 de mortalité mais on sait combien l'existence de ces enfants est chose problématique.

Quant aux 165 accouchements à terme signalés par Lefour il y eut expulsion spontanée 90 fois :

Mortalité maternelle : 40 pour 100
—   infantile :   25 pour 100

D'une façon générale on peut dire que pour la statistique Lefour on en déduit une mortalité maternelle de 50 pour 100 et infantile de 60 pour 100.

Avant d'entreprendre l'étude des moyens propres à conjurer ces périls et de montrer dans quelles conditions une intervention chirurgicale se trouve indiquée, il faut se rendre compte si les progrès de l'art des accouchements n'ont pas dû faire baisser cette mortalité effrayante.

Ce qu'on observe assez souvent dans les cas signalés jusqu'en ces derniers temps, comme cause de la mort, ce sont la péritonite ou les infections. Sur trois femmes ayant présenté des fibromes gravidiques et mortes dans les suites de couches, au moins une succombait à ces accidents. Peut-on dire que les progrès réalisés dans ces dernières années ont supprimé complètement la léthalité due à l'infection. Certes on ne voit plus de ces cas d'infection dus au transport de matières septiques par l'accoucheur lui-même. Un tel accident ne se voit plus ou ne doit plus se voir. Mais à supposer que l'accoucheur soit rompu aux pratiques de l'antisepsie et de l'asepsie, qu'on ne puisse l'incriminer en aucune façon, que les précautions antiseptiques aient été prises d'une façon conforme aux principes appliqués dans les maternités les mieux installées, peut-on affirmer que l'infection ne se fera pas ? Il n'est guère possible d'admettre un tel axiome. L'accouchement normal, physiologique ne présentera pour ainsi dire jamais d'accidents, la température la plus élevée ne sera pas de plus de 37°,2. On aura ces belles courbes de température où le thermomètre dans l'aisselle ne dépassera jamais 37°,5. Tel doit être le résultat auquel on doit s'attendre dans l'accouchement normal, mais dès qu'il faut pratiquer un forceps, faire une version, et surtout faire une délivrance artificielle, bien que dans la très grande majorité des cas on n'ait rien à redouter, il arrive qu'on ait des infections atténuées, il est vrai, et souvent de peu d'importance. Celles-ci sont dues à n'en pas douter à l'auto-infection. La malade présentera dans un cas des lésions mal éteintes de vulvo-vaginite dont l'importance au point de vue bactériologique échapperont à l'attention de la personne qui pratique l'accouchement, ou bien on n'aura pas scruté avec assez de soin le passé génital de la parturiente, et le col mal nettoyé et présentant une flore bactérienne plus ou moins riche servira à aller ensemencer dans ce milieu de culture qu'est l'utérus postpartum les germes aérobies ou anaérobies qui, en pullulant, produiront les accidents les plus variés.

Pourtant il faut avouer que l'infection ainsi que l'hémorragie sont moins à craindre qu'il y a trente ans et d'ailleurs, chemin faisant, tout en indiquant les moyens de prévenir ces accidents et d'empêcher par une opération dont l'indication est bien posée les résultats d'une inaction qui devient blâmable, je vais montrer combien ce pronostic peut être modifié et pour la mère et pour l'enfant.

Hofmeier a d'ailleurs insisté, dans un travail récent, sur les résultats de sa statistique et il croit pouvoir formuler les conclusions suivantes :

Les myomes compliqués de grossesse ne créent pas de dangers notables d'hémorragie ni d'interruption de la gestation, en réalité ces dangers ne sont pas plus grands que dans une grossesse normale.

L'augmentation pour Hofmeier est surtout apparente et quant aux douleurs il est extrèmement rare qu'elles arrivent à produire une condition fâcheuse et définitive. L'indication d'une opération pendant la grossesse est extrêmement rare. Et à supposer qu'en certains cas une opération devienne nécessaire on pourra différer le choix de l'intervention jusqu'à la fin de la grossesse ». Une telle opinion est trop exclusive, et dans ce qui précède on a fait mention de complications suffisamment graves de l'accouchement.

TRAITEMENT DES FIBROMES GRAVIDIQUES
INTERVENTIONS CHIRURGICALES

Pendant la grossesse.

Historique. — L'étude clinique des fibromes gravidiques, telle qu'elle vient d'être faite, n'a été qu'une introduction un peu longue, il est vrai, au chapitre qu'il reste à étudier maintenant, c'est-à-dire le traitement de ces tumeurs. Le point saillant dans cette étude, la question à l'ordre du jour, se trouve être le genre d'intervention qu'il s'agit d'entreprendre. Quelques mots d'historique permettant de donner un aperçu général du sujet rendront compte des progrès faits dans ces dernières années et serviront à jalonner le terrain dans les étapes successives qu'il faut parcourir entre l'abstention pure et simple et l'hystérectomie totale et complète.

La femme enceinte a toujours été aux premiers temps de la renaissance chirurgicale un noli me tangere pour l'opérateur consciencieux. Avant la découverte de la narcose, avant l'introduction des principes d'asepsie les phénomènes qui accompagnaient ou suivaient toute opération, c'est-à-dire la douleur et l'infection étaient tenues à juste titre comme suffisantes pour produire l'avortement. L'anathème était prononcé contre l'audacieux qui osait exposer une femme enceinte à de pareils dangers et interrompre le cours de la nature en provoquant l'avortement constituait un crime stigmatisé par les Sociétés savantes des différentes capitales de l'Europe. Point n'est besoin de revenir sur les discussions qui eurent lieu au commencement de ce siècle entre Ashwell et Ingleby. L'avortement provoqué dans certains cas très rares fut tout juste toléré. Quant à des opérations sur l'utérus, qu'il s'agit d'enlever des polypes fibreux ou des tumeurs sous-péritonéales, on n'en parlait même pas. Que le travail de l'accouchement s'arrêtât, que l'opération d'urgence s'imposât, on avait d'abord recours aux deux opérations fondamentales de l'obstétrique, la version et le forceps, on leur faisait rendre tous les services qu'on pouvait en attendre. Il fallait, coûte que coûte, que le fœtus, dont la vie se trouvait souvent sacrifiée à la longueur et aux péripéties du travail, fut extrait par les voies naturelles, au prix de dégâts maternels souvent considérables. Ce n'était guère qu'un corps étranger de l'utérus dont il fallait débarrasser l'organe. Ce n'était que lorsque l'angustie causée par le fibrome atteignait des dimensions trop considérables pour permettre ces manœuvres qu'on songeait à une opération césarienne dont l'issue presque toujours fatale rehaussait à chaque essai nouveau le caractère lugubre. Infection d'une part, hémorragie de l'autre, tels étaient les deux grands dangers de ces opérations in extremis, et jusqu'en 1876, la chirurgie obstétricale resta presque passive. À cette époque la chirurgie se transforme grâce aux méthodes de Lister. L'infection, sans disparaître complètement, est terrassée. Des opérations nouvelles sont créées, la laparotomie, considérée d'abord comme une opération exposant aux plus grands dangers, se transforme, ne devient plus que le premier temps presque sans importance d'opérations beaucoup plus hardies, les gynécologues se livrent à des interventions de plus en plus radicales, et chaque branche de la chirurgie se trouve vivifiée et transformée. Tout progrès dans l'art médical ou chirurgical est le fruit de l'expérience et du raisonnement, et c'est un fait notoire que leur influence se fera sentir surtout pour les faits d'ordre banal et journalier. Les phénomènes rares au contraire n'offriront pas une succession d'observations suffisamment nombreuses pour attirer l'attention de leur côté et permettre de dégager de leur étude une formule qui puisse s'appliquer en toutes circonstances.

Quoi qu'il en soit, les fibromes gravidiques semblent avoir été opérés dans les premiers temps, grâce à des erreurs de diagnostic.

Plus tard, les complications qu'ils entraînaient mirent le chirurgien en demeure de supprimer la cause d'accidents mettant la vie de la femme en danger ou créant des conditions favorisant l'avortement.

Les opérations vaginales devinrent d'une bénignité relative considérable, l'opération césarienne, l'opération de Porro, l'hystérectomie avec ou sans pédicule se transformaient, et en fin de compte ces opérations trouvèrent des indications non seulement en dehors de la grossesse, mais encore pendant celle-ci, au moment de l'accouchement et dans les suites des couches.

Tout en faisant l'étude de ces différentes opérations dans leurs applications à un utérus gravide ou puerpéral, je dois en même temps dire quelques mots de la conduite du médecin dans chaque cas, pour bien montrer qu'il est le plus souvent inutile d'intervenir, mais que lorsque une intervention est décidée, celle-ci doit être choisie de façon à concilier au plus haut point les intérêts de la mère et de l'enfant.

Ce problème présente pour plusieurs raisons des points délicats, qu'on ne peut trancher avec un absolutisme trop catégorique.

Deux catégories de faits doivent être établis dès le début de la discussion : la malade atteinte de fibrome est examinée avant toute grossesse, on connaît la forme, les connexions, l'histoire clinique de la tumeur. Dans d'autres circonstances, et elles sont de beaucoup les plus fréquentes, ce n'est que lorsque la tumeur aura donné lieu à des symptômes morbides que l'examen gynécologique est accepté.

A. **Traitement prophylactique.** — Lorsqu'une femme est atteinte de fibrome, doit-on lui permettre le mariage ? A en juger d'après l'opinion de Blandin, Depaul, il faudrait « conseiller aux malades affectées de corps fibreux de renoncer à l'espoir de devenir mères ».

Lawrence, sans aller à un ostracisme aussi prononcé, croit qu'il est du devoir du médecin d'éclairer la femme sur les dangers que lui ferait courir une grossesse. Il y a cependant mieux à faire.

Toute tumeur polypeuse, toute néoplasie limitée du col, peuvent à l'heure présente être enlevées sans faire courir de risques à l'opérée.

Il en est de même des tumeurs sessiles ou pédiculées sous-péritonéales. Qu'il survienne une grossesse et l'on aura de grandes chances de voir ces tumeurs augmenter de volume et donner lieu dans un certain nombre de cas à des complications nécessitant une intervention rendue plus sérieuse par le fait de la gravidité.

Pour les fibromes du col on aura donc à pratiquer la myomectomie vaginale ou l'énucléation. On ne doit se servir pour ces opérations que des moyens les plus simples. Le bistouri est l'arme de choix et permet de procéder rapidement à l'enlèvement de la masse. Quant aux polypes fibreux, grâce à l'emploi d'une torsion, d'une traction modérée on pourra sectionner à petits coups leur pédicule dans sa partie moyenne et enlever la néoplasie très facilement.

Ce sont là des opérations qui sont d'une bénignité absolue.

Dans d'autres cas de fibromes sous-muqueux du corps, l'opération de l'énucléation présentera quelques difficultés de plus. Mais lorsqu'elle est habilement faite elle doit présenter une bénignité pour ainsi dire constante.

Pour les fibromes sous-séreux pédiculés, la myomectomie abdominale permet d'enlever la néoplasie tout en respectant l'intégrité de l'appareil génital. C'est une opération qui, en soi, ne semble pas devoir faire courir de risques à l'opérée sauf le cas de pédicules très larges et très vasculaires ou d'adhérences nombreuses. Quant aux corps fibreux à noyau unique encapsulé, l'énucléation intrapéritonéale a été considérée jusqu'ici comme une opération qui n'avait sa raison d'être que si quelques symptômes morbides concomitants, telles que marche progressive de la tumeur, compression, douleurs ou péritonite indiquaient qu'il y avait lieu d'intervenir. Krönlein, de Zurich, a signalé un cas de résection étendue de l'utérus pour un fibrome du fond, à large base, suivi d'une grossesse qui évolua normalement. Telle est la liste des opérations conservatrices qu'on peut tenter sans agir sur la fonction même de l'organe.

Il ne serait pas de mise dans cette étude de discuter les indications opératoires des interventions qui auraient pour but de supprimer soit la fonction de l'ovulation, soit celle de l'organe de la gestation. Ce serait sortir du sujet que je me suis imposé.

Je signale en passant le traitement électrique des fibromes utérins. Cette façon d'agir permettrait d'éviter l'ablation d'un organe avant la disparition de ses fonctions.

Les interventions conservatrices signalées plus haut ont une action plus certaine et plus rapide, et s'il s'agit d'utérus atteint de fibromatose généralisée, la galvanisation peut à la rigueur dans certains cas amener une disparition temporaire des hémorragies et une régression apparente de la tumeur, compliquée souvent, il est vrai, d'adhérences plus étendues.

Ces phénomènes, en favorisant la fécondation dans un organe foncièrement malade, iraient à l'encontre de ce qu'on doit éviter, c'est-à-dire l'évolution d'une grossesse dans un utérus atteint de déchéance fibromateuse. Le médecin dans ces cas doit déconseiller le mariage.

B. **Traitement pendant la grossesse jusqu'à six mois.** — La femme est enceinte. La conduite à suivre va varier non seulement suivant le siège, le volume de la tumeur, les complications qu'elle entraîne, mais aussi suivant l'âge de la grossesse. Il y a ici à insister sur l'importance que jouent ces deux tumeurs, l'une physiologique, l'autre pathologique dans leurs rapports réciproques. Dans une première série de faits la tumeur occupe toute la scène, elle domine la situation. Le gynécologue ne reconnaît souvent pas l'existence d'une grossesse au début, masquée qu'elle est par l'énorme hypertrophie pathologique de l'utérus. L'absence des règles, les symptômes réflexes d'une grossesse n'attirent pas suffisamment son attention, il étudie les indications opératoires fournies par l'examen de la tumeur, il ne songe pas à la possibilité d'une hyperplasie gravidique, et ce n'est qu'après l'opération qu'il reconnaît l'existence d'un embryon dans la cavité utérine.

Dans une deuxième catégorie de faits, ces deux faits sont nettement établis, fibrome et grossesse. Le fibrome a un volume plus ou moins considérable, il proémine du côté du vagin, ou il fait saillie sur le corps utérin auquel il est rattaché par un pédicule plus ou moins large.

Enfin dans un troisième ordre d'observations, au cours d'une grossesse, on reconnaît l'existence, à l'état d'épiphénomène, d'une ou de plusieurs petites masses fibreuses, qui ne donnent lieu à aucun symptôme et qui d'ailleurs ne nécessiteront de la part de l'accoucheur qu'une attention soutenue au moment de la délivrance.

Examinons d'abord la conduite à tenir, mais avant d'aborder cette première partie des indications opératoires, il me semble utile d'indiquer quelques principes qui doivent être acceptés en premier lieu pour éviter toute discussion ultérieure.

I. *Principes fondamentaux réglant une intervention sur une femme gravide.* — L'avortement provoqué est une opération qui ne doit être entreprise que lorsque la vie de la femme enceinte est directement en danger et qu'il y a tout lieu d'être persuadé que la grossesse ne peut évoluer jusqu'à la viabilité du fœtus.

L'accouchement prématuré est une intervention qui ne doit être entreprise que si la vie de la mère est en danger du fait de la prolongation de l'accouchement jusqu'à terme.

II. — Toute intervention chirurgicale sur l'utérus d'une femme enceinte n'est justiciable que si celle-ci est faite :

1° Pour parer à des accidents ou complications qui menacent directement la vie de la femme ;

2° Pour éviter un avortement ;

3° Pour supprimer une cause de dystocie ultérieure lorsque l'opération est bénigne et facile.

III. — Toute intervention chirurgicale radicale qui consiste à supprimer l'utérus n'est indiquée que si la vie de la femme est directement menacée avant le 7ᵉ mois. A partir de cette date que si la vie du fœtus ou de la mère sont immédiatement menacées.

Fibromes à évolution vaginale. — 1. *Polypes.* — On doit commencer par l'étude des phénomènes les plus simples. Une femme se présente dans le 2ᵉ, 3ᵉ mois de sa grossesse et l'on reconnaît l'existence d'un polype fibreux faisant saillie entre les lèvres du col. Le cas est certainement très rare, car le fait d'un corps étranger dans le corps de l'utérus est le plus souvent une cause de stérilité.

Indication opératoire. — Que s'agit-il de faire ? Il peut y avoir une indication d'urgence, créée par l'existence d'hémorragies répétées. Le fait d'hémorragie est une menace directe d'avortement par l'affaiblissement qu'il produit. On fera garder à la malade le repos le plus complet, des injections chaudes légèrement antiseptiques seront faites pendant quelques jours s'il n'y a pas d'hémorragies. Si celles-ci continuent, on doit opérer tout de suite.

Opération. — L'opération est très simple et doit se faire sans narcose. Les soins antiseptiques usuels sont pris : lavage au savon de la vulve et du vagin, nettoyage avec des injections au sublimé faibles, au 1/1000ᵉ. Les valves sont mises en place, le col est abstergé avec des tampons secs, puis avec des tampons imbibés d'éther iodoformé, on saisit le polype avec une pince de Museux, on le tord doucement sans trop exercer de tractions, le pédicule est coupé dans sa partie la plus mince et touché légèrement à la glycérine créosotée.

Nouvelle injection au sublimé et tamponnement très lâche à la gaze stérilisée très faiblement iodoformée.

Soins consécutifs. — Ce tamponnement est enlevé au bout de 24 heures et des injections vaginales sont faites doucement deux fois par jour. On administre une injection sous-cutanée d'un demi-centigramme de chlorhydrate de morphine immédiatement après l'opération, une autre le soir, et une autre le lendemain à la moindre velléité de coliques.

Pareille conduite a été suivie par Oldham dans le cas signalé par Chahbazian dans sa thèse et par Merriman. Dans le 1er cas ce fut au 4e mois qu'on pratiqua la torsion de la tumeur. Il y eut accouchement à terme. Dans le 2e cas, on fit la ligature au 8e mois, chute de celle-ci le 4e jour, accouchement à terme, guérison. Il existe dans ce genre d'observations celle de Larcher, de Lever, d'Evans, d'Oldham, qui sont consignées dans la thèse de Chahbazian.

Résultat. — Sauf dans ce dernier cas, où l'avortement et l'issue fatale par infection furent dus à l'imprudence de la malade, le résultat fut excellent.

Une deuxième indication formelle se trouve être dans le fait d'un avortement précédent. Instruit par la connaissance de l'accident déjà survenu et qu'on courrait grand risque de voir survenir en s'abstenant, le chirurgien doit enlever aussitôt qu'il le jugera convenable le polype fibreux. Quelquefois, comme dans le cas de Larcher, il faut attendre une période correspondant aux règles pour voir saillir la tumeur.

Si l'on n'intervient pas, l'avortement peut se produire, témoin la statistique de Chahbazian qui signale l'avortement 4 fois et l'accouchement prématuré 6 fois sur 80 cas, c'est-à-dire dans 12 pour 100 des cas. Puis la masse polypeuse peut augmenter de volume rapidement et nécessiter au moment de l'accouchement une intervention obstétricale. L'observation de Guéniot, datant de 1881, indique la conduite recommandée à cette époque.

Une masse polypeuse avait produit des hémorragies pendant les premiers mois de la grossesse. Ce polype avait le volume du petit doigt et était implanté dans la cavité du col utérin. A l'examen il s'échappait un flot de sang, et les pertes sanguines persistaient. La tumeur augmenta sensiblement de volume, d'autres pertes plus légères ont lieu et enfin la malade entre en travail à la suite d'une rupture prématurée de la poche des eaux. Enfant vivant de 2 250 grammes. Une intervention faite au deuxième ou troisième mois aurait évité de pareilles alarmes et se serait faite très facilement.

D'ailleurs l'opération conduite avec méthode ne doit pour ainsi dire jamais causer d'avortement. Sur les sept cas d'opérations signalés par Chahbazian ; le seul cas d'avortement et de mort est dû, comme je l'ai déjà dit, à l'imprudence de la malade et à une infection consécutive.

II. *Corps fibreux de la portion vaginale du col.* — Mais si l'on a affaire à un corps fibreux de la portion vaginale du col, l'intervention devient ici plus importante et le champ aux discussions se trouve ouvert. Dans un grand nombre de cas l'opération par énucléation doit être bénigne, mais il s'agit de savoir si l'avortement ne se produira pas à la suite de l'intervention.

L'avortement peut être dû à l'hémorragie, mais celle-ci ne doit pas être considérable si l'on opère rapidement et si la tumeur est facilement enlevée, à l'infection, mais une telle complication n'a plus sa raison d'être lorsqu'on n'a pas la main forcée et qu'on peut se livrer à un nettoyage consciencieux et prolongé du vagin et du col, pendant plusieurs jours ; enfin le shock opératoire, grâce à une narcose faite avec prudence et discernement, et le réflexe utérin supprimé en grande partie par l'emploi de la morphine ne devront pas effrayer outre mesure l'opérateur. On doit se rappeler à ce propos que l'innervation du col est de source différente de celle du corps de l'utérus. Ce n'est pas à dire qu'il faille opérer tous les fibromes du col constatés pendant la grossesse. En se reportant aux principes énoncés au début de ce chapitre, on voit que, vu ce fait que l'avortement peut se produire à la suite de l'intervention, on doit se montrer très réservé dans les indications opératoires et réfléchir longtemps avant de prendre une décision.

Sur quoi se baser alors ?

Indications et contre-indications opératoires. — Si le fibrome est pour ainsi dire quiescent, si l'on reconnaît après un deuxième, troisième examen pratiqué dans l'espace de trois à cinq semaines qu'il ne grossit pas, qu'il ne donne lieu à aucun symptôme morbide, on doit s'abstenir. Si au contraire la tumeur produit des phénomènes de compression, de vives douleurs, que ces accidents paraissent devoir prédisposer à un avortement, il ne faut plus hésiter à opérer et cette conduite sera presque toujours couronnée de succès.

Il existe peu d'observations de telles interventions. Je n'ai pu recueillir que cinq, celles de Hauck, 1836, d'Ogden 1885 de Mayo Robson, 1889, de Vautrin 1893 et de Fraipont 1896.

Sur ces cinq observations on voit que l'intervention n'occasionna dans aucun cas la mort et que dans deux cas seulement elle provoqua l'avortement. Ces deux observations datent d'ailleurs d'une époque qui permet de douter si les procédés opératoires dont on dispose maintenant étaient appliquées.

Indication d'urgence. — Nul doute que, si le symptôme hémorragie devient menaçant, il faille explorer le col et le segment inférieur de l'utérus, non seulement au point de vue d'une intervention simple et facile comme celle que l'on pratique dans le placenta prævia, mais aussi pour se rendre compte dans certains cas de la présence d'un fibrome intra-cervical. Une telle conduite serait à recommander dans un cas comme celui qui fait le sujet de l'observation suivante, rapportée par Chahbazian. (Observation Hayes.)

Une femme, dans le cours de sa grossesse, meurt d'une hémorragie qu'on ne peut l'arrêter. A l'autopsie on trouve un enfant mort qui se présente par le sommet, les membranes non rompues et le placenta non décollé, ni sur le segment inférieur de l'utérus. On trouve pour expliquer cette hémorragie mortelle un fibrome interstitiel de la lèvre antérieure du col, qui aurait pu être énucléé facilement avant la mort.

Dans l'appréciation de l'utilité d'une intervention au cours de la grossesse il faut aussi tenir compte de ce fait, que la tumeur en se développant peut produire une dystocie spéciale qui au moment de l'accouchement mettra la vie de la malade en danger.

Si l'on prend les statistiques globales de Chahbazian, on voit qu'il accuse, sur 80 cas de fibromes du col, 24 cas de mort de la mère, soit une mortalité de 30 pour 100. Quant aux enfants, il en meurt près de la moitié, c'est-à-dire 50 pour 100.

De tels chiffres donnent à réfléchir et permettent de se demander, en présence d'un fibrome du col à marche croissante, s'il ne vaut pas mieux, après deux ou trois semaines d'observation, intervenir plutôt que de laisser cette néoplasie évoluer et produire de pareils désastres. La question mérite discussion et pour bien comprendre les accidents que doivent produire ces fibromes, il faut analyser les faits signalés par Chahbazian. En compulsant les observations consignées dans sa thèse, on se rend compte que l'accouchement a souvent été rendu difficile et que les résultats, pour la mère ainsi que pour l'enfant, présentent un caractère de gravité exceptionnelle.

Sur 76 accouchements à terme ou prématurés spontanés, on trouve 24 décès maternels et 35 décès fœtaux auxquels on doit ajouter quelques cas de mort infantile non signalés. Si l'on retranche les observations où la terminaison n'est pas indiquée, on trouve une mortalité maternelle de 32 pour 100 et une mortalité fœtale de 57 pour 100. De pareils chiffres, bien qu'ils datent de 1882, sont éloquents. Il est vrai qu'il faut se rappeler que dans la thèse de Chahbazian, comme dans celle de Lefour, ce sont les cas difficiles qui sont indiqués.

Combien de fibromes du col, produisant soit des avortements sans grands incidents, soit des accouchements traînant quelque peu en longueur, mais somme toute ne nécessitant pas des interventions obstétricales bien importantes!

Conclusions au point de vue d'une intervention. Opération au quatrième mois. — La conclusion à laquelle on doit arriver me semble être la suivante. On constate au deuxième ou troisième mois d'une grossesse, un fibroïde du col bien limité n'entamant point l'isthme, facilement énucléable, s'offrant dans des conditions qui indiquent que l'opération sera facile et n'entraînera pas une perte de sang considérable. On attendra un mois si rien ne presse, s'il n'y a pas augmentation appréciable de la masse, ni hémorragie inquiétante, et alors on enlèvera cette masse fibreuse. En agissant ainsi, on évitera de voir vers le 5e, 6e mois cette masse prendre tout d'un coup un développement plus notable et augmenter d'une façon très appréciable. Si l'opération n'est guère recommandable avant la fin du troisième mois, c'est qu'il me semble que l'œuf ne s'est pas encore enraciné d'une façon aussi profonde dans l'utérus comme plus tard au quatrième mois. C'est un fait bien mis en relief par Chahbazian, que celui de cette marche rapide des fibromes vers la fin de la grossesse. Il n'est pas douteux qu'en agissant ainsi on court très peu de risques de produire l'avortement et on n'aura plus lieu de craindre l'apparition de phénomènes anormaux au moment de l'accouchement.

Cette opération n'est pas en effet comme le Schröder ou l'amputation du col une intervention qui puisse modifier profondément la constitution de cette portion de l'utérus. Les soins que réclame cette opération ont déjà été indiqués pour l'ablation des polypes.

Opération. — Quant au manuel opératoire, il consiste dans ces cas simples à se rendre compte après narcose des rapports exacts de la masse fibreuse, à fendre la capsule au bistouri et à énucléer la masse de sa loge en se servant de pinces de Museux et de la pointe d'une paire de ciseaux courbes à extrémité arrondie.

Si la plaie est nette et la cavité n'est pas trop anfractueuse on se contentera de suturer ; sinon on fera du drainage et de la compression en employant de la gaze iodoformée qu'on tassera dans la petite cavité ainsi formée.

Lorsque la femme a déjà présenté une première fausse couche qu'il est raisonnable d'attribuer à la présence du fibrome, une telle opération, bien que présentant quelque chance de produire cet accident, sera encore mieux indiquée, puisqu'à une certitude presque complète de désastre elle fera succéder une possibilité, quelque peu incertaine, il est vrai, de grossesse menée jusqu'à terme.

III. *Masses fibreuses importantes difficilement énucléables.*

Dès que la tumeur acquiert un certain volume, qu'elle ne peut être enlevée sans que l'intervention revête les caractères d'une véritable opération importante, l'abstention est bien mieux indiquée. La perte de sang peut être considérable, l'opération par sa durée ne sera plus un élément négligeable, l'opérateur ne pourra guère se rendre compte avant l'intervention des connexions de la masse à enlever. On pourra se trouver en présence d'un de ces cas où, bien que décidé à se contenter du strict nécessaire, on doit être prêt à faire s'il le faut une hystérectomie vaginale. La vie du fœtus est sacrifiée d'avance dans ces cas. Qu'il n'y ait aucun symptôme pressant, telle qu'hémorragie, on devra différer l'intervention.

Indication opératoire. — Cependant si des hémorragies inquiétantes se produisent, fait très rare, si la tumeur augmente de volume d'une façon notable, on ne peut différer une intervention. C'est en ce moment qu'une intervention toujours regrettable et qu'on ne doit jamais accepter qu'à regret pour ainsi dire la main forcée, est recommandée par certains auteurs, je veux dire l'avortement provoqué. On est, par exemple, au deuxième, troisième mois d'une grossesse ; la tumeur du col augmente d'une façon alarmante ; les hémorragies se répètent et anémient la malade. Une intervention à bref délai se trouve nettement indiquée. Que s'agit-il de faire ? Il n'échappe pas à la perspicacité du chirurgien que c'est la grossesse qui joue ici le rôle d'épine et qui imprime à la marche du fibrome une allure menaçante. Je laisse naturellement de côté la question du diagnostic qui est bien difficile dans certains cas. Deux interventions peuvent être proposées : l'avortement instrumental ou l'opération sur le fibrome, qu'il s'agisse d'énucléation ou d'hystérectomie si on en reconnaît la nécessité. Analysons le pour et le contre. Si on provoque l'avortement suivi le plus souvent de curettage ou d'extraction instrumentale du placenta, on supprime le plus souvent la cause initiale des accidents. La tumeur reste, il est vrai, et tôt ou tard on sera obligé d'intervenir à moins de condamner la malade au célibat. Ce serait toujours un danger pour elle que de redevenir enceinte, et d'ailleurs la tumeur peut ne pas rétrocéder à la suite de l'avortement, elle peut augmenter au contraire. On sera donc obligé de recourir à une nouvelle opération. Ces faits avaient frappé certains observateurs et nous voyons Lauwers conseiller de ne pas pratiquer l'avortement « parce qu'il est irrationnel, tout en exposant à de graves dangers ; il laisse en effet la tumeur qu'il faudrait extirper, et supprime l'enfant, qu'on devrait laisser ».

C'est là, il me semble, une appréciation qui mérite d'être analysée. Peut-on dire que l'avortement provoqué après deux mois, de trois mois de grossesse fasse courir de graves dangers à la mère. Il suffit de signaler le fait suivant : pendant les années 1897-1898-1899 environ 120 avortements ont été soignés à la Maternité Boucicaut et dans aucun de ces cas il ne s'est produit des accidents mettant en danger la malade. Si la prudence, si la patience sont des vertus que doit posséder tout accoucheur lorsqu'il s'agit d'accoucher une femme, en revanche pour le traitement de l'avortement, qui n'est le plus souvent en fin de compte qu'une extraction de placenta, une certaine hardiesse opératoire et une certaine habileté chirurgicale sont souvent utiles. C'est certes aller bien loin que de dire que l'avortement dans ces conditions est plein de dangers. Il pourrait le devenir entre des mains inhabiles ou bien lorsqu'il y aurait à craindre de la négligence au point de vue des soins destinés à préserver la malade de l'infection. Mais le point essentiel de la discussion, celui sur lequel on n'a guère insisté jusqu'ici, c'est de savoir si l'extraction du placenta sera facile ou difficile. Or dans le cas qui nous occupe on peut établir deux catégories très nettes de faits. On a affaire somme toute à un noyau fibromateux pas très considérable dans la lèvre postérieure ou antérieure du col.

La dilatation aux bougies de Hégar se fera assez facilement et on pourra extraire le placenta dès qu'on jugera la dilatation suffisante. Ici rien ne gêne l'opérateur. Il en est autrement lorsque la masse fibreuse a envahi la totalité d'une lèvre cervicale et que l'autre se présente amincie à un degré extrême. Faire une dilatation dans ce canal cervical et aller à la recherche du placenta seront des actes opératoires d'une difficulté déjà plus considérable. Les cas peuvent varier à l'infini suivant l'âge de la grossesse et le volume du fibrome. Si celui-ci est d'un volume assez considérable on ne peut guère s'attendre à voir une grossesse de cinq mois se terminer par avortement sans encombre alors qu'un placenta de deux mois s'éliminera avec la plus grande facilité.

Que voyons-nous du côté d'une intervention chirurgicale sur le fibrome lui-même ? On supprime ainsi le corps même du délit, mais on peut se voir obligé de sacrifier l'utérus, on s'expose à un avortement qui, se produisant à travers un col sectionné ou mis à mal par suite de l'opération, ne présentera pas les conditions idéales pour une délivrance régulière et sans complications. Enfin, et cela est vrai à partir du troisième mois, ce fibrome peut présenter déjà un certain ramollissement, l'utérus lui-même est modifié dans sa texture, les pinces de Richelot ne prennent plus que très mal sur le tissu.

Si une opération vaginale est facile, si le diagnostic de tumeur limitée a été fait d'une façon précise, on doit supprimer celle-ci et essayer de conserver l'utérus et le produit de conception. Si le volume de la masse néoplasique est assez considérable, si elle est difficilement isolable et qu'on ait affaire à une grossesse de 4, 5 mois, plutôt que de tenter une opération qui amènera fatalement l'avortement dans de déplorables conditions, il sera préférable d'enlever l'utérus par la voie abdominale. De telles opérations ne seraient indiquées bien naturellement que lorsqu'il y a urgence.

En résumé, au début de la grossesse jusqu'au deuxième ou

troisième mois, s'il y a des hémorragies inquiétantes, avec un fibrome peu volumineux mais qu'on ne peut enlever sans causer de graves dégâts, opération vaginale. Si la grossesse est de trois à cinq mois, que le fibrome du col soit cause d'hémorragies ou de symptômes alarmants, on l'enlèvera si l'opération s'annonce comme étant relativement bénigne, on fera l'hystérectomie abdominale si le chirurgien a la main forcée.

A partir du cinquième mois on essaiera de temporiser, mais si les symptômes sont menaçants on est autorisé à enlever le fibrome.

Compression. — Si c'est le volume du fibrome qui par son accroissement rapide menace de devenir pour plus tard une cause de dystocie on devra, dans les cinq premiers mois, l'enlever alors qu'il n'aura pas augmenté d'une façon notable. Si au contraire on est consulté dans les deux derniers mois de la grossesse alors que la tumeur a acquis son développement il serait inutile d'opérer à ce moment et de risquer de provoquer un accouchement prématuré qui donnerait moins de chances de survie à l'enfant. On attendra l'accouchement et à ce moment on interviendra.

Ces opérations seront étudiées plus tard lorsqu'on aura à parler des indications opératoires pendant l'accouchement.

En résumé, d'une façon générale, la grossesse doit être respectée, on s'attaquera à la cause même des accidents ; au fibrome du col. L'opération ne saurait être différée lorsque l'hémorragie est inquiétante. Au contraire lorsque le fibrome est de petit volume et qu'il n'augmente pas d'une façon alarmante on n'y touchera pas. Qu'il augmente de volume, que sa taille aux premiers mois de la grossesse fasse présager une augmentation considérable dans les derniers temps, on devra l'extirper. Mais un gros fibrome du col au 6e, 7e mois de la grossesse ne sera pas opéré à moins d'accidents de compression. On laissera la grossesse évoluer jusqu'à terme.

Il se pourrait qu'il y eût des cas très rares où il faudrait agir autrement. Lorsque la malade est cardiaque avancée ou tuberculeuse ou même albuminurique, qu'en un mot elle a une tare spéciale qui rende une opération, même bénigne en soi, une source de danger, comme la grossesse qui est reconnue au 2ᵉ, 3ᵉ, 4ᵉ mois n'ira certainement pas à terme on est autorisé à se servir des moyens les plus simples et à provoquer l'avortement pour éviter l'effet désastreux de l'augmentation du fibrome.

DES INTERVENTIONS CHIRURGICALES DANS LES FIBROMES A ÉVOLUTION ABDOMINALE

Pendant la grossesse.

Dans ce nouveau chapitre il sera toujours nécessaire de s'en rapporter aux dispositions anatomiques que peuvent présenter ces fibromes pour en tirer l'indication des opérations qu'ils peuvent nécessiter.

Ces tumeurs fibreuses peuvent être d'ordres différents : ou bien on a affaire à des myomes plus ou moins nombreux, infiltrés dans la paroi utérine, d'autres fois ils sont sessiles ou bien enfin ces tumeurs sont pédiculées.

On doit établir une catégorie à part pour les fibromes inclus dans le ligament large, qui, par suite des difficultés opératoires qu'on éprouve à les enlever, méritent qu'on les étudie dans un chapitre spécial. C'est un fait notoire que les fibromes du corps ne prédisposent que d'une façon tout à fait indirecte à l'avortement. L'indication de les opérer ne découle que rarement de ces faits et c'est plutôt les troubles maternels qui commandent une intervention.

Indications. Rétroflexion de l'utérus. — Examinons d'abord l'indication d'urgence, qui commande une intervention à bref délai, la rétroflexion de l'utérus gravide fibromateux.

Lorsqu'une malade se présente avec un utérus plus gros que d'ordinaire en rétroflexion, que l'on apprend que ses règles sont arrêtées depuis deux ou trois mois, qu'elle a de la constipation opiniâtre, des envies fréquentes d'uriner, on arrive par le toucher rectal et vaginal, et par la palpation bimanuelle à reconnaître qu'il s'agit d'une rétroversion d'un utérus gravide, souvent accompagnée de fibrome de la paroi postérieure. Une telle situation ne peut durer et il faut s'occuper de remettre cet utérus dans sa situation normale. Les moyens les plus simples seront d'abord essayés.

La malade doit se purger, et veiller à ce que sa vessie soit évacuée d'une façon régulière, on lui recommande de se coucher sur le ventre pendant une ou deux heures chaque soir. Au bout de quelques jours, si ces moyens bien simples n'ont pas suffi, il est indiqué d'essayer de réduire l'utérus, au besoin sous le chloroforme. On fera prendre à la malade la position génu pectorale, l'index et le médius seront introduits au fond du cul-de-sac vaginal et on essaiera de passer derrière le fond de l'utérus. Avec un peu de patience et de douceur, si surtout il n'existe aucune adhérence, on aura la sensation d'une masse qui se déplace en avant et qu'on pourra reconnaître à la palpation bimanuelle. Si ces moyens ne suffisent pas, il faut donner du chloroforme, introduire toute la main. Il est rare qu'on ne réussisse pas ainsi. L'emploi du pessaire de Hodge, les recommandations sur la vacuité des réservoirs vésical et rectal complèteront ce traitement très bénin.

A ce sujet, Laroyenne indique qu'il réduit directement avec la main introduite dans le vagin jusqu'au promontoire, sans exercer aucune espèce de pression sur l'utérus.

Mais si ces moyens ne réussissaient pas, il faudrait, comme Pujol le signale dans sa thèse, procéder au bout de quelques jours à une laparotomie pour éviter un avortement, qui est toujours à craindre dans ces conditions. Si la tumeur est nettement pédiculée, on l'enlèvera une fois l'utérus redressé et on ne doit pas craindre de faire l'hystéropexie basse si la grossesse n'est que de deux à trois mois. Les risques d'avortement ne pourront guère en être accrus et l'accident ne se reproduit plus.

I. *Fibromes pédiculés. Fibromes énucléables.* — Passons maintenant aux interventions sur la forme la plus simple des

fibromes péritonéaux, les fibromes pédiculés, les polypes ab-
dominaux. Ces tumeurs ne peuvent en aucune façon gêner
l'accouchement, elles ne peuvent produire l'avortement que
par leur retentissement sur l'état général.

D'autre part, le fait de pratiquer la laparotomie prédispose
aux avortements, bien moins fréquemment qu'on ne l'a cru
cependant.

Une cœliotomie est une opération qui produit toujours un
certain degré de shock, léger, il est vrai, entre des mains habiles, lorsqu'on a su préparer la malade à cette opération, que
toutes les conditions requises sont satisfaites, que la malade
jouit d'une santé suffisamment bonne et que l'opération ne
dépasse pas comme durée 35 à 40 minutes. Mais lorsqu'on intervient pour une tumeur fibromateuse il est souvent bien
difficile de savoir au juste ce que comportera l'acte opératoire, si le fibrome sera franchement pédiculé ou sessile,
quels seront ses rapports avec le ligament large, avec la vessie, avec les uretères, avec le rectum. Autant de raisons pour
ne pas considérer cette opération comme devant être facile et
bénigne.

Dans bien des cas de fibromes pédiculés gravidiques, ce
pédicule est souvent plus vasculaire que normalement ; les caractères anatomo-pathologiques déjà étudiés précédemment
jouent un rôle et peuvent mettre en garde l'opérateur et lui
inspirer une prudence légitime. Si la tumeur n'est plus franchement pédiculée, mais plus ou moins incluse ou noyée dans
le tissu utérin, il s'agira de faire une énucléation dans un
tissu ramolli et vascularisé par la grossesse. Quand on viendra à placer les fils on sera souvent gêné par l'hémorragie
qui se produit au niveau d'implantation de ceux-ci. Si l'on en-
taille l'utérus trop profondément, on se trouve quelquefois
sur la muqueuse utérine et même sur l'œuf, condition peu favorable pour la survie de l'embryon. Qu'on songe un peu à
l'effet que peut produire une opération d'une certaine durée,
compliquée dans les cas difficiles d'hémorragie (je ne parle
pas d'infection, complication qui ne doit plus exister dans

une laparotomie bien conduite), et à supposer que la femme souffre après son opération on comprendra facilement qu'un avortement puisse se produire.

C'est là une complication fâcheuse de toute opération ayant entamé la substance utérine. Les contractions nécessitées pour l'expulsion du fœtus et surtout du placenta prédisposent aux hémorragies au niveau de la plaie ainsi que dans la zone placentaire. D'ailleurs, une telle intervention amène dans certaines conditions une sorte de stupeur utérine qui rappelle vaguement ce qu'on voit dans les tissus musculaires à la suite des grands traumatismes des membres. Ce shock local doit jouer un certain rôle dans l'atonie utérine et être un facteur d'une certaine importance dans les stases congestives et les hémorragies qui surviennent tardivement au troisième ou quatrième jour. Les statistiques peuvent servir à contrôler les résultats fournis par l'analyse des conditions dans lesquelles on se trouve. Mayer a publié une statistique de onze myomectomies où il y eut huit guérisons et où la grossesse évolua 5 fois. En faisant le pourcentage de ces chiffres nous trouvons : 27 pour 100 de mortalité maternelle et 85 pour 100 de mortalité fœtale ou embryonnaire. Dans celle de Pestalozza, qui comprend sept cas, il y eut cinq guérisons et 4 grossesses évoluèrent. Olshausen (1897) a établi des statistiques sur 51 cas, comprenant 28 fibromes pédiculés et 23 sessiles. La mortalité globale reste encore assez élevée. Citons aussi les statistiques de Würkert et de Lange, accusant 7 morts sur 28 et sur 31 cas.

Cela fait 70 pour 100 de guérisons maternelles et 56 d'évolution fœtale. Le nombre de cas fourni dans ces statistiques n'est pas suffisant. Dans les tableaux que j'ai dressés des différentes myomectomies qu'on a entreprises pendant la grossesse, j'ai pu étudier 77 cas d'opérations faites depuis 1874 jusqu'en 1900.

On remarque tout d'abord que depuis quelques années on signale beaucoup moins à l'attention du public médical des interventions de ce genre. Elles sont tellement passées dans

la pratique courante qu'on ne juge plus à propos d'en faire
l'histoire.

L'observation suivante offre un certain intérêt :

Deuxième Observation

Observation du service de M. le Dᵣ Delagenière. (Cette observation est
due à l'obligeance de M. le Dᵣ Delagenière.)

Histoire clinique. — Élise N..., femme C..., âgée de 36 ans, fermière
à Dazonyero, nous est adressée par le Dʳ Gigon, de Ballée.

Réglée à 14 ans, elle voit toujours abondamment et tous les 15 jours ;
elle s'est mariée à 35 ans, il y a 10 mois, elle n'a pas revu ses règles
depuis la fin d'octobre 1898. Ses seins ont augmenté de volume ; au bout
d'un mois elle est prise de constipation opiniâtre, combattue par de
grands lavements, en même temps apparaît une tumeur qui se développe
rapidement.

État actuel. — Une tumeur soulève la paroi abdominale à droite, elle
est dure, arrondie, grosse comme les deux poings, et fait corps avec
l'utérus, sur le sommet et l'angle droit duquel elle paraît s'être développée : elle n'est point douloureuse à la pression.

L'auscultation n'y dénote rien de particulier. Par le toucher, on sent
un col conique, un peu ramolli et un utérus globuleux, volumineux.

L'état général semble assez bon, il n'y a de lésions ni aux poumons, ni
au cœur ; les urines (1 160 par 24 heures) contiennent 19ᵍʳ,40 d'urée.
Cependant la figure et les mains sont couvertes de plaques rouges ; on
trouve au pouls quelques intermittences ; la malade ne va à la selle
qu'avec des purgations ou des lavements, la langue n'est pas bonne
et la température est toujours de quelques dixièmes supérieure à la normale (37°,6).

Préparation. — La malade est purgée, rasée, et prend des bains savonneux ; on lui donne des injections et on lui fait des nettoyages du col et
des culs-de-sac avec des tampons imbibés de teinture d'iode.

Opération. — Le 21 janvier 1899. Éther. Assistance du Dʳ Bolognesi,
présents les Dʳˢ Gigon, Vincent, Fontaine.

On fait une incision médiane longue de 14 centimètres, on trouve une
tumeur fibreuse du volume d'une tête de fœtus largement implantée sur
le fond et la corne droite de l'utérus. On taille une collerette en avant et
en arrière et on arrive avec précaution à énucléer la tumeur ; la brèche
utérine profonde atteint presque la muqueuse sous laquelle on sent l'œuf ;
on fait une hémostase très soignée avec des fils de catgut ; d'ailleurs il y

a peu de sang; un surjet de catgut en capiton reconstitue le muscle utérin; un nouveau surjet superficiel au catgut affronte les lèvres, on par-
fait ces affrontements au moyen de points séparés de soie fine. Le ventre
est refermé à trois plans de surjet catgut sur le péritoine, fil métallique
sur l'aponévrose et sur la peau.

Pansement avec compresses stériles.

Durée totale : 55 minutes.

La pièce pèse 875 grammes.

Marche. — Le soir de l'opération, la température est à 37°. Il y a
quelques coliques, on donne un lavement avec 10 gouttes de laudanum ;
les jours suivants la température reste à 38° environ plutôt au-dessous ;
la langue est sèche, grillée, malgré l'emploi d'un collutoire au borate de
soude.

L'opérée a des vomissements qui s'arrêtent parfois pendant quelques
heures, mais qui la fatiguent énormément. On essaie de la purger avec
du citrate de magnésie, puis avec du sulfate de soude, mais elle rend ses
purgations et va quand même à la selle. Du côté de l'utérus et du péritoine tout est au calme : le 5ᵉ jour, température 37 et 37°,7, les vomissements se rapprochent et fatiguent beaucoup la malade.

Il y a des intermittences du pouls assez fréquentes.

Mêmes vomissements le lendemain malgré la cocaïne. Température
37°,7 et 38°,1, le septième jour 37°,7 et 37°,8, vomissements, on augmente la dose de sérum que l'on n'a cessé de faire depuis l'opération ; il
y a dans la nuit un peu d'agitation et un léger délire.

Le matin du 8ᵉ jour la température est à 38°,2, le pouls est très lent ;
la malade est dans un état de torpeur d'où on ne peut la sortir, elle se
plaint d'avoir la tête lourde, la figure est très congestionnée, la langue
est de plus en plus sèche, il y a du tremblement des doigts et des pau-
pières.

Pour essayer d'arrêter les vomissements, on fait à 11 heures du matin
une ponction capillaire de l'œuf, retirant une quarantaine de grammes
de liquide; il n'y a à la suite aucune réaction utérine; à 4 heures du soir
37°,9, on fait un lavage d'estomac ramenant de la bile et des parties
floconneuses, les vomissements s'arrêtent définitivement. On fait dans la
journée 2500 grammes de sérum, les urines sont rares et contiennent
des pigments biliaires, on fait de grandes lotions et de grands lavages de
l'intestin qui reviennent noirs avec des gaz. Dans la nuit, il y a par mo-
ments une grande gêne de la déglutition et de la respiration.

Le 9ᵉ jour, température 38°,3, la circulation est encore bonne et la
peau réagit à la friction, mais la malade décline rapidement à partir de
midi et meurt à 3 heures du soir.

Il m'a semblé utile de diviser ces statistiques en deux séries :

Myomectomie abdominale.

UTÉRUS GRAVIDE

1890-1900

OPÉRATEUR	DATE	DESCRIPTION — OBSERVATIONS	DATE de la GROSSESSE	RÉSULTAT	
				MATERNEL	FŒTAL
1 Hedenburg et Packard	1890	Myome sous-séreux à large base. Vives douleurs.	3 mois.	Guérison.	Accouchement à terme.
2 Engström.	1890	Gros pédicule.	3 mois.	Mort.	—
3 Fleischlen.	1890	Deux fibromes pédiculés.	3 mois.	Guérison.	—
4 Terrier.	1891	Fibrome sous-péritonéal de 3 500 gr.	4 mois 1/2.	—	—
5 Léopold.	—	Myome interstitiel.	6 mois.	—	—
6 Harden.	—	Myome.	4 mois.	—	—
7 Frommel.	—	Myomes nombreux.	6 mois.	Mort le 6e jour Hémorragie.	Avortement.
8 Fleischlen.	1892	Myome pédicule. Myome à large base.	3 mois 1/2.	Guérison.	Accouchement à terme.
9 Rosthorn.	—	Fibrome de 4 750 gr.	3 mois 1/2.	—	—
10 Rosthorn.	—	Tumeur sur corne gauche, Péritonite.	3 mois.	—	—
11 Taylor.	—	Fibr. intraligament. Énucléat., 1 850 gr.	4 mois.	—	Avortement, 6e, 8e j., 2 fœt.
12 Rosner.	—	Myome interstitiel.	?	—	Avortement,
13 Strauch.	—	—	4 mois.	—	Accou. à term.
14 Kelly.	—	Myome sessile du volume d'un œuf.	3 mois.	—	—
15 Price.	—	Fibrome comme tête de fœtus.	5 mois.	—	—
16 Croom.	—	Fibrome comme tête de fœtus.	2 mois 1/2.	—	Accouchement à 8 mois 1/2.
17 —	—	Grosse tumeur pédiculée.	2 mois.	Mort. Aortite chron.	
18 —	—	Grosse tumeur pédiculée noix de coco.	5 mois.	Guérison.	Accouchement à terme.
19 Delbet.	—	Fibro. sous-péritonéal adhérent à la paroi.	4 mois 1/2.	—	—
20 Kelly.	1892	Fibrome sessile comme une orange.	4 mois.	—	—

OPÉRATEUR	DATE	DESCRIPTION — OBSERVATIONS	DATE de la GROSSESSE	RÉSULTAT	
				MATERNEL	FŒTAL
21 Frommel.	—	Fibrome intraligamentaire du vol. d'une tête d'enfant.	4 mois.	Guérison.	Accouchement à terme.
22 —	—	Fibrome pédiculé.	4 mois.	—	—
23 Guinard	—	Fibrome comme tête de fœtus inclus dans ligament large.	3 mois.	—	—
24 Vautrin.	1893	Fibrome.	4 mois.	—	—
25 Frommel.	—	Fibr. du ligam. large.	3 mois.	—	—
26 Löhlein.	—	Fibrome kystique dégénéré.	2 mois.	—	Avortement le lendemain.
27 Lundsgaard	—	Tumeur pédiculée de la gross. de 2 poings.	2 mois.	—	Accouchement à terme.
28 Mackenrodt	—	Fibrome pédiculé.	2 mois.	—	—
29 Treub.	—	Fibrome intraligamentaire.	1 mois 1/2.	—	Accouchement à 8 mois 1/2.
30 Becknig.	—	Tumeur du vol. des 2 poings. Douleurs.	5 mois.	—	Accouchement à 7 mois 1/2.
31 Stavely.	1894	Fibrome.			
32 Engström.	—	Fibrome.	3 mois 1/2.	—	Gross. évolue.
33 Exerke.	—	Fibrome sessile.	?	—	Avort. 4 sem. plus tard.
34 Exerke.	—	Fibrome.	?	—	Accouchement à terme.
35 Murphy.	1895	Fibrome 3 kilogr.	3 mois.	—	?
36 Engström.	—		5 mois.		Gr. à terme.
37 Cheney.	1896	Fibrome à large pédicule.	?	—	Accouchement à 7 mois 1/2.
38 Engström.	—		3 mois.	—	Avortement.
39 Wallace.	1897	Fibrome calcifié. 2 fibromes sous séreux.	2 mois.	—	?
40 Engström.	—		5 mois.	—	Gross. évolue.
41 Smith.	1898	Masse nodulaire.	2 mois 1/2.	—	Gros. coutume
42 Downes.	—	Enlèvement de 10 fibromes sous-séreux.	2 mois 1/2.	—	Avortement.
43 O'Shea.	1899	Fibrome volume d'une orange.	5 mois.	—	Accouchement à terme.
44 Delagenière	—	Tumeur tête de fœtus. Gêne circulatoire.	2 mois 1/2.	Mort.	

distinctes : une première s'étendant de 1874 jusqu'en 1890 ; une deuxième allant de 1890 à 1900.

Que résulte-t-il de l'étude de ces observations comme résultat global ? Sur 77 observations, l'on voit qu'il y a 16 morts et 43 accouchements à terme ou près de l'époque présumée du terme.

Cela donne en tout 20,8 pour 100 de mortalité maternelle et 45,2 pour 100 de mortalité embryonnaire ou fœtale.

Mais voyons un peu ce que donnent ces statistiques suivant l'époque que l'on considère. De 1874 jusqu'en 1890, il y a 33 opérations avec 21 guérisons, c'est-à-dire 36,0 pour 100 de mortalité maternelle et 61 pour 100 de mortalité fœtale. De 1890 à 1900, sur 44 opérations il n'y a que 4 cas malheureux, ce qui fait 9 pour 100 de mortalité maternelle et 21 pour 100 de mortalité fœtale. Le résultat est excellent comme on peut s'en rendre compte. Un autre point qui ressort de l'étude de ces tableaux, c'est que dans presque tous les cas on a opéré au 3e et 4e mois de la grossesse. Deux opérations malheureuses, au contraire, ont été faites par Thornton et Martin au 7e et au 6e mois.

D'ailleurs les causes de la terminaison fatale ont été indiquées dans un certain nombre d'observations. Ce sont la péritonite, l'hémorragie. Dans une autre circonstance il est légitime de supposer que l'état des reins a été pour beaucoup dans la terminaison ultime. Si l'on tient compte des procédés opératoires employés de ces jours, des importants perfectionnements survenus dans ces dernières années, on peut dire que cette opération est devenue pour la mère d'une bénignité considérable et que dans de bonnes conditions on doit avoir au moins dix-neuf fois sur vingt de bons résultats. Il n'en est plus de même pour le fœtus. Sa mortalité a certainement baissé dans des proportions considérables, mais il n'en est pas moins vrai que lorsqu'on s'attaque à un fibrome sessile ou intraligamentaire on court des risques de produire l'avortement.

Or c'est un principe de ne jamais faire d'opération sur une

femme enceinte à moins qu'il n'y ait une indication pressante. Il s'agit de savoir dans quelles conditions on doit recommander une intervention.

Indications opératoires de la myomectomie abdominale chez la femme enceinte.

Irritation péritonéale. — Si la femme est enceinte de trois à quatre mois et qu'on lui reconnaît l'existence d'un gros fibrome pédiculé du volume d'une orange ou des deux poings, que cette tumeur est cause de douleurs et d'irritation péritonéale, il faut l'enlever. La laisser en place serait faire courir à la malade les chances d'un avortement.

Augmentation rapide. — Lorsque la tumeur a pu être suivie dans son évolution et qu'on la voit augmenter sensiblement et rapidement de volume dans les deuxième et troisième mois de la grossesse et même dans le quatrième, on doit aussi l'extirper. Il serait dangereux de le laisser augmenter de volume et arriver au 6e mois. A cette période une telle opération est souvent plus difficile et l'avortement se produirait plus facilement.

Il semble rationnel d'admettre, et d'ailleurs l'étude des observations confirme cette opinion, que les fibromes du corps présentent plutôt au début de la grossesse un accroissement de volume à l'inverse de ce qui se passe pour les fibromes du col. Mais si les fibromes sous-péritonéaux sessiles ou pédiculés restent quiescents, s'ils ne traduisent leur présence par aucun symptôme morbide, qu'une analyse attentive de leur forme et de leur volume à deux époques différentes indique que le travail d'hyperplasie marche avec lenteur, il me semble qu'il vaut mieux s'abstenir. En agissant ainsi on se rapproche sensiblement de la manière de faire de la plupart des chirurgiens et on ne donne pas prise par la hardiesse de ses décisions à des reproches quelquefois mérités. Une remarque doit être faite ici sur ce que doit faire le chirurgien dès qu'il s'agit de fibrome où l'on ne peut pas éliminer d'une façon absolue le diagnostic de grossesse. Il est toujours utile d'appeler en consultation un accoucheur et c'est là une ligne de conduite qu'on doit toujours suivre.

En agissant ainsi, en s'entourant de toutes les garanties, on ne risquera guère de faire des opérations dans des conditions regrettables.

Il est certain que les fibromes pédiculés s'opèrent avec facilité et que l'opération ne dure qu'un temps relativement court. Quant aux fibromes interstitiels, Schröder et Martin conseillent de les extirper s'ils sont bien limités. Il semblerait, ainsi que l'indique Pujol dans sa thèse, « que l'énucléation en soit singulièrement facilitée par le ramollissement que subit le tissu utérin. Ce ramollissement rend plus sensibles certaines zones du segment inférieur. Vautrin tient la myomectomie pour une opération donnant d'excellents résultats au cours de la gestation. » Il indique d'ailleurs que la mortalité est de 35 pour 100 pendant la grossesse, c'est-à-dire à peu près celle qu'on observe en dehors de la gestation.

Par opposition aux opinions que je viens de rapporter il est utile de signaler l'avis de Hofmeier qui se montre conservateur dans son article sur les fibromes de la grossesse. Dans sa proposition V il dit: Les myomes ne causent que rarement pendant la grossesse, l'accouchement et les suites de couches des dangers réels, sérieux. Il faut cependant admettre que dans bien des conditions les fibromes sous-péritonéaux peuvent par leur accroissement rapide, par les accidents de péritonisme ou de compression qu'ils provoquent, prédisposer aux avortements. D'ailleurs, comme Guéniot l'a dit, il semble que le fœtus meurt plus facilement dans un utérus fibromateux. On a donc à craindre l'avortement ou l'accouchement prématuré et l'étude des statistiques montre combien cet accident est devenu rare à la suite des opérations de ce genre.

Pour conclure, l'indication opératoire au 3e, 4e, 5e mois consistera dans une rapide augmentation de la tumeur, ou bien se déduira des accidents causés par la douleur, ou la réaction péritonéale.

Passé le 6ᵉ mois, on tàchera par le repos au lit, par les calmants, à faire disparaître ou à atténuer notablement ces complications pour permettre à la grossesse d'atteindre son terme.

Ce n'est que si l'on voyait survenir des accidents d'oppression respiratoire ou des symptômes de péritonisme alarmant qu'il faudrait intervenir, et dans ces conditions, on serait presque fatalement obligé de faire une hystérectomie.

Description de la Myomectomie abdominale. — Il s'agit maintenant de décrire cette opération ainsi qu'elle doit se faire sur un utérus gravide.

La malade est préparée comme à l'ordinaire. Une incision abdominale est faite et l'utérus est isolé de l'intestin par une compresse. On doit alors se rendre compte des connexions de la tumeur. Trois cas différents peuvent se présenter : la tumeur est nettement pédiculée, ou bien elle est sessile, présentant une base d'implantation assez large ; enfin dans certains elle se trouve incluse dans le ligament large. Dans le premier cas on sectionnera aux ciseaux le pédicule s'il ne parait pas trop vasculaire et après avoir fait un ou deux points de suture au catgut, on mobilisera le péritoine au voisinage du pédicule, pour le suturer par-dessus le pédicule. On peut employer pour cette dernière manœuvre de la soie fine ou plutôt du catgut.

L'opération est plus difficultueuse lorsqu'il s'agit d'un gros pédicule charnu, on peut suivre la pratique indiquée par Routier qui mit deux broches, fit une ligature élastique, sectionna le pédicule au-dessus, enleva ensuite cet appareil et fit un surjet à la soie. Il y a à craindre un peu d'hémorragie dans ces conditions. Pourtant dans un grand nombre de cas, il me semble qu'il vaudrait mieux sectionner aussi rapidement que possible au bistouri ou aux ciseaux et fermer la plaie utérine ainsi formée d'abord par des sutures profondes, musculaires, avec du catgut assez fort, puis par-dessus mettre un certain nombre de points superficiels pour rapprocher le péritoine. Le nombre de ces points doit être subordonné à la largeur du pédicule.

Mais il se peut que le fibrome soit plus ou moins intramural. On est alors obligé d'énucléer le fibrome. Il s'agit d'éviter l'ouverture de l'utérus, de ne pas arriver jusqu'à l'œuf. Dans les deux et trois premiers mois de la grossesse, la paroi utérine est plus épaisse que dans l'état normal, et on peut dire que l'énucléation est d'une facilité et d'une rapidité qui surprend souvent le chirurgien.

Les caractères anatomiques de ces tumeurs dont nous avons déjà eu l'occasion de parler (extériorisation plus nette, capsule plus lâche) rendent compte du peu de difficulté que l'on éprouve dans certaines circonstances à énucléer celle-ci. Plus tard, lorsque la paroi utérine s'étire pour fournir de l'étoffe au développement de l'utérus gravide, l'ouverture de la cavité utérine est plus à craindre et dans plusieurs observations on voit signaler cette complication opératoire. On doit donc essayer d'énucléer le fibrome sans entamer au bistouri les couches profondes, et, si l'on arrive sur la muqueuse utérine, la suturer avec soin, faire une suture musculaire bien soignée et par-dessus une suture superficielle péritonéale. Il est certain que dans ces cas il reste un point faible de la paroi utérine qui, sous le développement progressif de l'utérus, peut occasionner l'avortement accompagnée d'hémorragie quelquefois mortelle. Si les dégâts sont vraiment trop importants, il ne faut pas hésiter à pratiquer l'hystérectomie totale ou subtotale.

II. — *Fibromes du ligament large*. — Passons maintenant à l'étude des fibromes du ligament large. Les difficultés sont plus grandes, mais l'indication d'opérer peut être plus pressante par suite de l'enclavement partiel ou total de la tumeur dans l'excavation. On fera l'énucléation de la tumeur, après avoir sectionné et détaché en partie les feuillets péritonéaux du ligament large sur la partie la plus saillante et la plus facilement accessible de la tumeur, on pourra soit sectionner immédiatement le pédicule et faire une ligature des vaisseaux qui saignent suivie d'une suture profonde et superficielle, ce qui est la conduite idéale, soit faire comme Guinard une ligature en chaîne à la soie et refermer le ligament large. Il y a dans ces tumeurs parties des bords de l'utérus à craindre une hémorragie considérable. On veillera aussi aux uretères qui peuvent se trouver situés en arrière et au-dessous de la portion inférieure du fibrome. Si la réfection du ligament large laisse à désirer et qu'il y ait de l'hémorragie diffuse, il serait indiqué de faire un tamponnement à la gaze aseptique. Pareille conduite doit cependant être exceptionnelle.

A côté de ces interventions sur un utérus gravide, on doit signaler l'opération de la myomectomie lorsqu'il existe une grossesse extra-utérine. Pujol, dans sa thèse, signale une observation de Lebec où celui-ci fit la laparotomie pour une grossesse extra-utérine de 3 mois et demi, énucléa un fibrome sous-séreux de la paroi postérieure de l'utérus et fit l'ablation des annexes droites. Il y eut guérison.

On doit faire une mention à part pour les cas où l'opérateur ignorait l'existence d'une grossesse. Il doit dans ces conditions faire ce qu'il peut pourvu qu'il ne compromette pas l'utérus et qu'il n'y ait pas lieu de craindre une hémorragie trop considérable. Si les symptômes fonctionnels étaient vraiment alarmants, il faudrait dans ce dernier cas extirper l'utérus.

Dans l'observation de Sylvester, qui est unique, je crois, dans les annales de la science, l'opérateur enleva les deux ovaires. On ne trouve pas d'indication sur les résultats ultérieurs obtenus sur l'évolution du fibrome, bien que la grossesse allât jusqu'à terme.

III. *Fibromatose de l'utérus gravide.* — Jusqu'ici on n'a examiné que les cas où il s'agissait de sauver la mère et le fœtus, où tous les efforts du gynécologue tendaient à préserver l'utérus et à faire une intervention relativement bénigne. Mais si l'on se trouve avoir affaire à un utérus fibromateux farci de productions néoplasiques, comme dans le cas qui est présenté à l'observation I, à un utérus où la grossesse ne peut être que soupçonnée et où son développement rapide et excessif menace à bref délai la vie de la femme l'abstention ne peut plus être admise.

Il en serait de même pour des productions néoplasiques siégeant au niveau du segment inférieur de l'utérus, se développant dans l'excavation et venant par leur compression sur la vessie ou sur l'uretère prédisposer aux troubles de la miction, à la cystite, à l'urétérite, à la pyélo-néphrite; d'autres fois, se développant dans le cul-de-sac de Douglas, comprimant le rectum, et amenant des troubles de plus en plus alarmants du côté du tube intestinal.

Indications opératoires. — L'intervention est alors formellement indiquée, l'existence du fœtus est gravement compromise par le fait même de l'état de souffrance de la mère et à quel que moment de la grossesse que l'on se trouve, il faut opérer et sans tarder. Attendre c'est exposer inutilement la vie de la mère sans pouvoir répondre par le fait de deux ou trois semaines d'attente de la vie de l'enfant. Cet argument peut être admis sans contestation aucune au début de la grossesse, alors que le fœtus n'est âgé que de deux ou trois mois. Comme volume il est négligeable, et bien que sa présence ait été souvent le coup de pouce donnant une impulsion nouvelle à la marche du fibrome, il ne peut en aucune façon aggraver en soi l'hystérectomie abdominale.

Plus tard, au 4°, 5° mois, l'accoucheur serait naturellement tenté d'éviter toute intervention puisqu'il se croit autorisé à penser qu'il pourra mener cette grossesse à terme et avoir la satisfaction d'avoir un fœtus vivant, en se servant des interventions qui pourraient se trouver indiquées au moment de l'accouchement. L'indication dans ces conditions est, quoi qu'on en dise, suffisamment nette. Les phénomènes d'hémorragie ou de compression sont inquiétants et menacent à bref délai la vie de la mère, on devra intervenir, ou bien la marche galopante de la néoplasie, présentant un caractère de malignité, commande une hystérectomie. A partir du septième mois, l'indication est plus aisée. La mère présente des phénomènes de péritonite, de gêne respiratoire, ou bien des troubles profonds et généraux, il y a à craindre que son cœur ne se fatigue; l'examen de cet organe révèle qu'il est surmené, les urines présentent peut-être déjà un léger nuage d'albumine, la compression pelvienne se révèle par des symptômes du côté des réservoirs vésical et rectal. Le fœtus souffre fatalement de l'état maladif de la mère, celle-ci est atteinte dans sa santé générale par l'évolution du fibrome et celle de la grossesse. Il ne faut pas hésiter à opérer lorsque d'aussi tristes conditions se présentent et c'est ce que fit M. Doléris dans l'observation rapportée plus loin. Mais nous empiétons déjà sur le traitement des fibromes au moment de l'accouchement. Revenons à l'étude des fibromes du corps pendant les six premiers mois de la grossesse.

Une intervention est décidée par suite de la marche progressive des accidents. On se trouve en présence de deux moyens de traitement. La plus ancienne en date, celle qui avait été déjà recommandée par Ashwell se trouve être l'avortement provoqué. Agir ainsi serait en réalité imiter la nature, peut-on dire, car dans ces conditions il est fréquent de voir cet accident se produire, et on voit à sa suite les tumeurs diminuer et les symptômes s'amender. Pourtant, à ce raisonnement on peut objecter des arguments de première importance :

1° En produisant l'avortement dans un utérus fibromateux, où la paroi utérine est souvent formée de fibromes, où le long canal cervical surmonté du segment inférieur ne laissera passer que difficilement le placenta et pourra même, comme cela est indiqué dans l'observation 1, empêcher toute tentative d'extraction, on court des risques de voir de la rétention placentaire, plus rarement fœtale se produire. L'hémorragie peut se déclarer dans ces tristes conditions, surtout si on a eu le malheur d'essayer une délivrance et de ne pas la parachever. Qu'à l'hôpital il soit possible d'éviter l'infection, tout le monde en convient, et dans les services d'accouchements on ne voit plus ou on ne doit plus voir d'infection chez les malades surveillées dès le début de l'avortement. Mais en ville, on voit encore arriver des désastres entre les mains des accoucheurs qui ont pour règle de temporiser et de reculer devant l'emploi des moyens chirurgicaux les plus simples.

2° Qu'aura-t-on obtenu par l'avortement si la délivrance ne

se fait pas ou ne peut se faire ? Un utérus contenant un corps étranger, toujours prêt à s'infecter à la moindre négligence. Si à la rigueur une extraction digitale ou instrumentale ou même un curettage permet de vider l'utérus, on ne sera pas sûr de ne pas laisser dans quelque infractuosité, au niveau d'une corne utérine déformée, des parcelles de placenta qui entretiendront des hémorragies, et qu'un ou deux curettages ne suffiront pas quelquefois à détacher.

Je veux bien que dans certains cas on puisse arriver, une fois l'involution utérine plus ou moins bien obtenue, à faire le toucher digital et à se rendre compte de la topographie intra-utérine. Le résultat qu'on obtiendra après toute cette kyrielle de soins assidus et fatigants pour la malade et le chirurgien sera le suivant : une femme anémiée, énervée, et qui, point essentiel, aura toujours ces masses fibromateuses, qui auront diminué de volume, il est vrai, dans la plupart des cas, mais qui le plus souvent reprendront leur marche envahissante à une nouvelle grossesse. D'autres fois, l'impulsion donnée à la tumeur ne saurait être arrêtée et celle-ci évoluera fatalement jusqu'à la mort de la malade (Observation I).

Certes, l'avortement est une opération qu'on peut pratiquer trop facilement mais sans s'arrêter à ce que l'acte présente en lui-même de répugnant pour le chirurgien, il faut vraiment admettre qu'il vaut mieux, s'il s'agit de supprimer ce corps du délit qu'on ne peut plus conserver, agir en même temps d'une façon vraiment efficace sur ce qui est la vraie cause de cet état néfaste, et épargner à la femme les dangers d'une nouvelle grossesse. Certes, ce serait aller trop loin que de dire que tout utérus fibromateux doit être enlevé, pareille assertion nécessiterait de la part des chirurgiens des abattages qui rehausseraient leur renommée d'opérateurs habiles tout en portant le coup de grâce à leur dignité professionnelle; mais dans les circonstances où nous nous trouvons, où cet organe devient par sa présence une cause de danger toujours imminent à chaque nouvelle grossesse, puisque c'est un organe qui n'est plus apte à remplir ses fonctions sans être une source de péril pour la femme, tout en ne donnant aucun espoir de fournir un produit de conception viable, il faut, à regret, le sacrifier.

Nombreux sont les arguments qui plaident en faveur d'une telle ligne de conduite :

1° Cessation immédiate des troubles entretenus par la présence des fibromes, accidents de compression, hémorragies, modifications rénales et cardiaques, gêne respiratoire, accidents possibles d'embolie, cérébrale ou pulmonaire, en un mot, toutes les complications des fibromes gravidiques.

2° Garantie sûre et certaine pour la femme au point de vue des résultats ultérieurs, pas d'avortements survenant à des délais de plus en plus rapprochés et exposant la malade à des accidents toujours imminents. Il faut signaler à ce point de vue l'opinion du Dr de Musgrave-Clay qui a eu l'occasion de voir, à Salies-de-Béarn, environ quatre cents à quatre cent cinquante fibromes de tout âge et de toute grosseur.

« Beaucoup de ces femmes étaient stériles et celles qui ont eu des grossesses ont pour la plupart mené à bien une ou deux grossesses, probablement quand le fibrome n'existait pas encore ou était très petit ; ensuite on observe fréquemment des fausses couches survenant le plus communément de la sixième à la douzième semaine. Les fausses couches après le troisième mois m'ont paru très rares chez les fibromateuses ; ce dernier point est celui qui m'a paru le plus net. »

3° L'opération semblerait devoir être plus difficile. Il n'en est rien, à moins que le développement exagéré de la tumeur n'entre en ligne de compte. Le plus souvent une laxité spéciale des replis péritonéaux permet d'extraire pour ainsi dire l'utérus du bassin. La vascularisation est certes plus complète que dans l'utérus non gravide surtout pour le système veineux, mais il suffit d'être prudent et de savoir lier à propos et bien les différentes branches vasculaires qui se présentent. On peut même avancer que l'opération est plus facile pendant la grossesse.

On ne peut douter qu'il vaille mieux faire cette opération

de prime abord plutôt que d'être obligé de faire un curettage ou une opération d'une certaine importance par le vagin avec la nécessité pour plus tard de faire une hystérectomie. On pourrait objecter qu'il suffirait d'empêcher la femme de redevenir enceinte, mais c'est là une question de morale philosophique qu'on ne peut qu'esquisser dans un travail de cette nature. Il est certain qu'une femme hystérectomisée est inapte au mariage et à ses conséquences, mais d'autre part supposons une femme mariée et ayant des fibromes qu'une grossesse rendrait dangereux. Le chirurgien ne peut guère prononcer d'arrêt spécial dans ces conditions. Tout ce qu'il a le droit de faire, c'est d'agir en sorte que l'organe fautif ne puisse être une source de danger pour la femme, et ce n'est qu'en le supprimant qu'un tel résultat est obtenu dans les cas sous discussion.

On est donc amené à renoncer complètement à l'avortement, sauf dans les cas où l'état de la malade ne permet pas d'entreprendre une opération de l'envergure de l'hystérectomie. Je signale à cet effet une observation qui se trouve dans la thèse de Pujol où Grynfellt fit le curettage ovulaire chez une cardiaque avancée présentant un utérus fibromateux gros comme les deux poings.

Felsenreich a rapporté deux cas heureux d'avortement provoqué au 6e et 7e mois et suivis d'une diminution notable des tumeurs. Ces malades auraient dû être suivies et l'évolution des masses fibromateuses indiquée plus clairement. Il arrive en effet au moment de la ménopause ou même un peu avant, que les tumeurs fibreuses augmentent de volume, les pertes sanguines deviennent plus intenses et anémient la malade, on essaie d'arrêter ces symptômes par la dilatation, par le curettage même, par l'emploi de l'électricité et finalement on en arrive à l'hystérectomie chez une malade affaiblie, cachectique, ayant de mauvais reins, un cœur dégénéré, et l'on trouve souvent, si la tumeur est pelvienne, des adhérences plus ou moins solides et gênantes qui paraîtraient devoir être rattachées dans certains cas au traitement électrique.

Pareille ligne de conduite est nuisible à la malade, et souvent le chirurgien doit prendre une détermination radicale plutôt que de s'atermoyer à des demi-moyens qui fatiguent la femme et qui prolongent ses souffrances.

On peut donc avancer que chez une femme présentant des hémorragies répétées, dues à un utérus fibromateux (observation III), ou souffrant de troubles de compression ou de péritonite accusés, ou encore lorsque la tumeur prend un accroissement rapide et inquiétant qui masque la grossesse, il faut opérer. Si l'état de la malade le permet, il est toujours sage de la tenir en observation pendant une dizaine ou une quinzaine de jours. La malade se repose et ce délai donne au chirurgien le temps de bien mûrir sa décision et de méditer son intervention.

Choix de l'opération. — Deux grandes méthodes de supprimer l'utérus se sont partagé la faveur des chirurgiens : l'hystérectomie vaginale par morcellement et l'extirpation en bloc par l'abdomen. Ces deux moyens ont été employés pour enlever des utérus gravides fibromateux. A laquelle doit-on donner la préférence ? Les mêmes raisonnements s'appliquent ici que pour les fibromes non gravidiques et l'on pourrait répéter tous les arguments pour ou contre l'hystérectomie vaginale ou l'hystérectomie abdominale.

L'hystérectomie vaginale se recommande par ce fait qu'elle ne laisse pas de cicatrice visible, qu'elle peut se faire avec rapidité et élégance lorsqu'il s'agit de masses fibreuses de peu d'importance. Elle demande pour être conduite à bien sans difficulté que l'orifice vaginal soit suffisamment large et se laisse distendre facilement, que l'utérus soit facilement abaissable.

Ces conditions se trouvent souvent dans les cas de fibromes gravidiques, mais en revanche nous trouvons deux grands défauts capitaux, une vascularisation plus intense et surtout un ramollissement du tissu utérin, qui cède sous les pinces et qui ne permet pas de morceler la tumeur et de l'abaisser avec autant de rapidité que lorsqu'il s'agit d'un utérus non gravide.

De plus le placement des pinces ne donne pas autant de sécurité que la ligature des vaisseaux qui est un procédé certainement plus chirurgical.

Pourtant chez une femme jeune, qui présenterait un utérus peu développé au point de vue de la fibromatose, enceinte d'un mois et demi à deux mois, ne présentant pas de lésions apparentes des annexes, dont la tumeur ne semble pas prédominer du côté des ligaments larges ou se mettre en rapport avec les uretères, on pourrait se servir de ce procédé, qui aurait surtout son indication dans la fibromatose du col et du segment inférieur de l'utérus. Pareille conduite a été suivie par M. Doléris dans un cas dont nous rapportons ici l'observation.

TROISIÈME OBSERVATION

DOLÉRIS. — *Myomes utérins sous-séreux et intra-muraux. Grossesse de 30 jours en voie d'avortement. Hystérectomie vaginale. Guérison.*

Mme Lal..., 30 ans. Antécédents héréditaires sans intérêt. La malade a contracté la fièvre typhoïde à 12 ans. Réglée à 13 ans, toujours d'une façon régulière, pendant trois jours en moyenne avec accompagnement de douleurs lombaires, de coliques et souvent de nausées. Depuis l'âge de 15 ans, leucorrhée légère. Mariée à 28 ans, au bout de 15 mois accouche prématurément à 8 mois environ d'un enfant vivant.

Retour de couches au bout de 6 semaines; 15 jours plus tard nouvelle apparition des règles. Depuis cette époque, menstruation régulière.

Pendant la grossesse que nous venons de signaler, il ne se manifesta point d'hémorragie, mais la gestation fut pénible, avec vomissements très fréquents, douleurs abdominales, coliques et crises diantéiques.

Depuis son accouchement, pesanteur dans le bas-ventre, épreintes douloureuses pendant la marche et les voyages. Écoulement leucorrhéique abondant avec sensations pénibles dans les lombes et l'abdomen. Règles très pénibles, avançant chaque mois de 4 à 5 jours.

Elle se présente à moi le 14 juin 1895. Le 30 avril, elle a vu cesser ses époques qui jusque-là étaient régulières et abondantes (6 à 7 jours). Depuis le 1er juin, elle perd continuellement du sang. Comme état général, elle paraît assez bien portante: embonpoint exagéré, face bouffie, mais peu colorée, appétit excellent, aucun trouble fonctionnel. Tempérament

nerveux, querelleur, inquiet, rit et pleure sans motif. Constipation opiniâtre. Coliques utérines fréquentes et douloureuses. A l'examen local,
je ne constate pas de modifications sensibles du côté des seins, et je dois
dire que la suppression des règles de la fin mai ne m'impressionna pas
au point de me faire penser sérieusement à une grossesse.

Néanmoins l'hypothèse fut nettement posée. Il ne fallait pas en tirer
d'ailleurs la moindre contre-indication, étant donné que depuis une
quinzaine de jours la malade perdait constamment du sang et en assez
grande abondance avec des douleurs parfois très vives.

Si donc, il y avait grossesse récente, on pouvait sans imprudence considérer qu'elle était en train de se liquider par un avortement.

L'examen de l'utérus montra que cet organe était volumineux, sphé-
rique, dépassait la symphyse de trois bons travers de doigt. Il était, par
places, d'une certaine mollesse et très irrégulier. Sur la face postérieure
se détachait en relief un nodule de la grosseur d'une noix.

Vers la corne gauche, un autre nodule moins volumineux.

Autre saillie sur la face antérieure près du fond. Le volume et la
forme tout à fait irrégulière de l'organe permet de soupçonner l'existence
d'autres tumeurs pariétales. Le diagnostic allait de soi. Il s'agissait d'un
utérus fibromateux douloureux.

Le col était long, dur, l'orifice externe fermé. La malade accepta d'être
débarrassée de ses tumeurs. Après avoir conféré avec le mari et en admettant la probabilité d'une fausse couche sous bénéfice d'inventaire,
l'hystérectomie vaginale fut pratiquée le 16 juin.

L'utérus fut extrait, en bloc, grâce au large débridement des culs-de-
sac vaginaux et après morcellement du segment inférieur. Le corps
utérin était resté intact.

Les suites furent très simples et la malade sortit guérie le 8 juillet.

Examen des pièces pratiqué et rédigé par le M. Dr Bourges. — Les
fibromes constatés avant l'opération par le palper bimanuel existent
bien dans leurs sièges respectifs. Ils forment des saillies mamonnées à la
surface de l'utérus. Entre ces noyaux fibromateux, durs, blancs, fermes
à la coupe, le tissu interne est d'une consistance beaucoup moindre, le
corps de l'utérus est de la grosseur d'une orange ordinaire.

A la coupe, on constate, au niveau de l'isthme, trois autres fibromes
siégeant dans la paroi musculaire et variant du volume d'une aveline à
celui d'une cerise. Ils ne font point de saillie, dans la muqueuse, dont ils
sont néanmoins séparés par une faible épaisseur de tissus. La constatation la plus importante fut faite, une fois l'utérus entièrement incisé et
sa cavité ouverte. Dans le fond, sur la paroi postérieure, on voit un œuf
infiltré de sang et entouré de caillots, il est implanté assez près de la
corne utérine gauche ou séparé d'un des nodules fibreux d'un demi-cen-
timètre à peine. Les caillots sont à des degrés d'organisation variables.

L'œuf adhère assez solidement par des villosités choriales très visibles. Ce sont les caduques qui ont été la source et le siège principal de l'hémorragie. Au pourtour, la muqueuse utérine est très vascularisée.

L'œuf, débarrassé des caillots et du sang, est du volume d'un petit marron. Incisé à l'aide des ciseaux, il montre une cavité amniotique, pleine de liquide, dans lequel nagent, en deux tronçons très reconnaissables, les deux extrémités de l'embryon.

L'ovaire et la trompe gauches sont restés dans l'abdomen. L'ovaire droit est le siège d'un kyste à contenu séreux, du volume d'une mandarine, la trompe correspondante est normale.

Réflexions. — Cette observation montre un utérus myomateux, qui a déjà amené un accouchement prématuré. Une nouvelle grossesse, assez rapprochée de l'ancienne, marque une phase d'accroissement rapide des tumeurs. Sous l'influence du mouvement hyperplasique de l'un des néoplasmes plus particulièrement, l'œuf, qui s'est greffé en regard de ce dernier, a subi un trouble grave dans son développement. Fluxions excessives des tissus, hémorragies locales, décollement des caduques, mort de l'embryon.

Cet exemple est des plus nets et pourrait servir à expliquer l'avortement chaque fois que des conditions semblables existent. On pourrait en conclure que les fibromes pariétaux sont les plus redoutables pour la gestation. Il est permis aussi de soupçonner que, lorsque celle-ci suit son cours régulier, dans un utérus myomateux, c'est que l'œuf est greffé sur une zone de la paroi assez distante de toute production néoplasique.

Je ne reviendrai pas sur l'incertitude du diagnostic de la grossesse que j'ai déjà souligné dans le corps de l'observation. Et quant à l'intervention, elle était plus que justifiée par la constatation même des tumeurs, nettement reconnues, et l'avortement soupçonné ne pouvait, à mon avis, apporter une contre-indication à la conduite que j'ai suivie.

Hystérectomie vaginale. — Le procédé opératoire varie suivant les goûts et les habitudes de l'opérateur. On peut faire, comme le recommandent Péan, Richelot, Segond, l'hémostase préventive des ligaments larges, opérer de bas en haut, en pinçant au fur et à mesure et en abaissant des tranches successives de tissu utérin. L'opération est souvent plus ou moins atypique. Ou bien on peut agir comme Doyen et Quénu qui font l'hémostase consécutive. Ce procédé consiste après ouverture des culs-de-sac à sectionner l'utérus sur la ligne médiane, à fragmenter l'utérus au niveau des masses fibromateuses en continuant cette hémisection de plus en plus haut et en taillant même une sorte de V sur cette paroi antérieure de l'utérus. A un certain moment on renverse le fond de l'utérus qui cède assez facilement et on place alors de haut en bas deux longues pinces de chaque côté. Un maximum de 4 à 8 pinces doit suffire dans la plupart des cas. Le procédé expéditif de Doyen et Quénu ne saurait toujours être mis en pratique lorsqu'il s'agit de fibromes gravidiques très vasculaires. Entre les mains d'opérateurs qui savent gagner du temps et ne pas faire un geste inutile, une prise qui ne porte pas, il serait sans inconvénient, mais avec un utérus très vasculaire, le pincement préventif a ses avantages comme pour l'hystérectomie abdominale.

Hystérectomie abdominale. — *L'hystérectomie abdominale* est *l'opération de choix* dans le plus grand nombre des cas et je donne plus loin un tableau résumant les observations de cette intervention que j'ai pu recueillir de 1890 à 1900. Dans le Traité de gynécologie de Pozzi, il existe déjà un tableau des premières opérations dans ce genre et allant jusqu'en 1893.

Le premier opérateur fut Barnes et sa malade succomba. Sur les 24 observations signalées, ayant trait à des grossesses avant 7 mois, et s'étendant de 1874 à 1890, on remarque d'abord qu'il s'agit le plus souvent de grossesses de 3 et 4 mois, il n'y a que 15 guérisons, c'est-à-dire un pourcentage de 63 pour 100 de guérison. A cette époque la plupart des opérateurs se servaient encore de la méthode du pédicule externe. On mettait en pratique les procédés opératoires qui étaient dus à l'initiative de Koëberlé et de Péan.

Il est facile de comprendre que l'hystérectomie devait parcourir les mêmes étapes que l'ovariectomie et que l'opérateur, justement préoccupé de l'infection et de l'hémorragie, cherchât à isoler dans la plaie le moignon utérin. De tels procédés présentaient cependant des défauts qui ont été suffisamment mis en lumière par bien des chirurgiens : chute du pédicule, menace d'infection, soins assidus nécessités pour sa préservation, fistulisation consécutive et éventration.

Aussi il ne reste plus, à l'heure actuelle, que deux opérations différentes en présence : l'hystérectomie sus-vaginale subtotale et l'hystérectomie abdominale totale.

Peut-on dire qu'une de ces opérations soit mieux indiquée que l'autre?

L'hystérectomie subtotale semble être à présent l'opération la plus répandue. Elle présente plusieurs avantages en sa faveur. Elle peut être menée à bien, dit-on, plus rapidement que la totale, elle n'expose pas aux hémorragies ennuyeuses et fatigantes de la branche vaginale, on laisse un moignon si infime du col utérin qu'il ne compte pour ainsi dire plus, on évite les longs surjets ou les points séparés au catgut qui compliquent la fin de la totale ; quant au mérite qu'elle aurait de capitonner le fond du vagin je crois qu'il ne faut pas accorder beaucoup d'importance à de pareilles considérations. On peut dire que d'autre part l'opération totale en permettant de supprimer l'organe malade tout entier se rapproche des principes vraiment chirurgicaux. Chaque opération aura ses indications.

Chez une femme anémiée, affaiblie, on doit choisir l'opération la plus simple et la moins longue : l'hystérectomie supravaginale.

Chez une femme de 35, 40 ans au contraire ayant des masses fibromateuses à évolution lente la totale pourra être mieux indiquée. Dans le choix de l'intervention on doit se laisser guider par des raisons d'ordre très disparate. L'âge de la malade est en effet un premier facteur. Le plus souvent cependant les femmes qu'on opère ont de 30 à 40 ans.

La forme de la tumeur et ses connexions, sa disposition à l'intérieur du bassin font pencher la balance d'un côté ou de l'autre.

Si l'on reconnaît que le col est fibromateux, et à plus forte raison s'il est infecté, atteint d'endocervicite glandulaire ou parenchymateuse, il doit être sacrifié sans hésitation. Laisser ainsi un foyer chronique d'infection au fond du bassin à la suite d'une telle intervention est contraire à tout principe de chirurgie.

Les différents procédés que l'on emploie relèvent des méthodes employées pour les fibromes non gravidiques. On peut faire l'hémostase préventive, d'abord par pincement et ligature des vaisseaux ou se servir du procédé de la bascule latérale, ou enfin on peut employer pour l'hystérectomie totale le procédé rapide de Doyen sans hémostase préalable.

Les considérations anatomo-pathologiques permettent de se décider plutôt pour un procédé sûr et se rapprochant par sa technique des moyens usités pour toute intervention sanglante. On doit être toujours avare de chaque goutte de sang pourvu qu'on ne perde pas de temps à une hémostase trop méticuleuse. Les fibromes de la grossesse sont souvent beaucoup plus vasculaires que ceux qu'on trouve dans les utérus non gravides. Le fait même de cet état de l'utérus rend le système circulatoire de l'organe plus important et il semble qu'il faille en tenir compte et chercher à prévenir plutôt qu'à arrêter l'effusion du sang. Dans l'hystérectomie subtotale après l'incision de l'abdomen et la pose de la grande valve sus-pubienne, on fera l'hémostase d'un côté en commençant par celui où l'on est le moins gêné par les masses fibromateuses. On pincera et on liera successivement les différents vaisseaux utéro-ovariens et utérins en faisant basculer l'utérus. Au niveau du col, il faut chercher à ne laisser que très peu de tissu utérin, juste de quoi donner une sorte de parement, de doublure à la paroi vaginale. On désinfecte avec soin le canal utérin en se méfiant de faire des cautérisations trop énergiques qui en laissant des tissus escharifiés au fond d'une plaie sont contraires au résultat que l'on veut obtenir.

Des points de rapprochement au catgut sur ces tissus et des sutures au catgut sur toute l'étendue de la section, des ligaments larges terminent l'opération classique. Celle-ci consiste en définitive à enlever la presque totalité de l'organe malade, à lier les vaisseaux qui s'y rendent et à refermer le péritoine par-dessus les connexions de l'utérus avec les espaces cellulo-vasculaires du bassin. Elle est rendue plus facile chez la femme enceinte par le fait de la laxité des ligaments, mais elle demande pour donner toute sécurité que l'hémostase soit faite avec soin et méthode.

Dès que le col se trouve entamé plus ou moins profondément par la tumeur, qu'il existe des modifications superficielles ou profondes dans sa structure, qu'il y a une infection chronique de la muqueuse, on doit sacrifier l'utérus en totalité. Cette façon de procéder sera indiquée dans les cas de fibromes suppurés lorsque les annexes sont atteintes de lésions dégénératives ou suppuratives. Le drainage vaginal pourra être pratiqué dans ces conditions et sera une garantie sérieuse de succès. Si la tumeur proémine en arrière dans le cul-de-sac de Douglas, qu'il existe des adhérences plus ou moins lâches, plus ou moins vasculaires, si l'on observe un peu de suintement à la suite du déplacement de la tumeur, il faudra disposer un tamponnement sérieux à la Mickulicz. Je reviendrai d'ailleurs sur ces différents points en décrivant l'hystérectomie abdominale totale à la fin de la grossesse.

La comparaison des chiffres fournis par les statistiques de ces deux opérations sembleraient faire pencher la balance en faveur de la subtotale. Il faut se rappeler que celle-ci peut s'appliquer à des cas moins graves que la totale. Je crois que ces deux opérations se valent et ont d'ailleurs, comme on l'a vu, des indications différentes.

Résultats opératoires. — D'après la statistique que je fournis dans le tableau n° 2 on voit que sur 37 hystérectomies supra-vaginales il y a 6 morts, c'est-à-dire une mortalité de 18 pour 100. C'est déjà mieux que pour la période s'étendant de 1874 à 1880, et si nous examinons les causes de mort, nous trouvons des causes qui ne devraient pas exister ou qui plaident en faveur de l'hystérectomie totale ou subtotale, telles que la péritonite, les adhérences au pédicule.

Olshausen publie une statistique comprenant 45 cas depuis 1885 avec huit morts et quant à l'hystérectomie abdominale elle lui fournirait 3 morts par collapsus, par blessure de la vessie et par iléus. C'est à cette cause qu'est due ma

seule observation de mort sur les 31 hystérectomies totales
que j'indique dans le tableau 2. C'est là seulement 3 pour 100
de mortalité, résultat qui est suffisamment justifié par la
facilité plus grande de cette opération pendant la grossesse.

Hystérectomie supra-vaginale pendant la grossesse.

FŒTUS NON VIABLE

OPÉRATEUR	DATE	DESCRIPTION — OBSERVATIONS	DATE de la GROSSESSE	RÉSULTAT MATERNEL
1 Bouilly cité par Vigneron	1890	Corps fibreux.	?	Guérison.
2 Kaschkaroff. .	1890	Fibromes sous-séreux hy- dramios.	3 mois.	—
3 Wyder. . .	1891	Fibromes multiples.	—	—
4 Karl Hauser. .	1891	Ventre énorme 89 centi- mètres de circonférence fibro-myomes multiples.	—	—
5 Landau Th. .	1891	Tumeur fibreuse.	?	—
6 Pilcher. . .	1891	Douleurs vives. Tumeur allant à l'ombilic. Fœtus macéré.	5 mois.	—
7 F. Chrobak. .	1893	Énorme fibrome. Traite- ment interne du pédi- cule.	6 mois.	—
8 Fochier. . .	1893	Large tumeur, mobile et fluctuante. Diagnostic : Tumeur maligne des ovaires.	4 mois.	—
9 Vautrin. . .	1893	Fibrome dans le cul-de- sac postérieur. Phéno- mènes de compression et pelvipéritonite.	4 mois 1/2.	Mort par péri- tonite.
10 Ludlam. . .	1894	Large tumeur pelvienne, poids 8 kilos.	4 mois.	Mort 4e jour.
11 C.-N. Smith. .	1894	Fibrome utérin de 3 400 gr.	?	Guérison.
12 Louy. . .	1894	Fibromes utérins.	3 mois.	—
13 Delagenière. .	1895	Tumeur dépassant l'om- bilic. Fœtus macéré. Drainage.	4 mois.	—
14 Lee. . .	1895	Primipare 40 ans.	?	?
15 Cameron. .	1895	Myome interstitiel. Fœtus mort depuis peu. Quel- ques adhérences. Liga- ture élastique du pédi- cule.	5 mois.	Guérison.

OPÉRATEUR	DATE	DESCRIPTION — OBSERVATIONS	DATE de la GROSSESSE	RÉSULTAT MATERNEL
16 H.-B. Stehman.	1895	Tumeur considérable à développement rapide. Pédicule externe.	2 mois 1/2.	Guérison.
17 Matthews. . .	1896	Large tumeur.	5 mois 1/2.	Mort par infect.
18 Bennett. . .	1896	Tumeur pelvienne.	6 mois.	Guérison.
19 Chrobak cité par Murphy.	1896	Fibromes. Hystérectomie avec pédicule interne.	3 mois.	?
20 Ruth C.-E. .	1896	Large tumeur allant à l'ombilic.	3 mois 1/2.	Mort.
21 J.-B. Murphy.	1896	Tumeur développée surtout à droite et dans le bassin. Péd. externe.	3 mois.	Guérison.
22 Allen. . . .	189 6	Masse allant au-delà de l'ombilic.	?	Mort par adhérences au pédicule.
23 Lauwers. . .	1895 ?	Tumeur fibreuse. Pédicule externe.	?	Guérison.
24 — . . .	1895 ?	—	?	—
25 — . . .	1895	—	?	Guérison 2 laparotomies.
26 Vanderveer. .	1896	Large masse fibreuse.	4 mois.	Guérison.
27 Ricketts. . .	1897	Rétention d'urine absolue. Petit fibrome du col.	6 mois.	—
28 Chenieux F. .	1897	Tumeur pelvienne. Anémie. Faiblesse. Hystér. supra-vaginale.	3 mois.	—
29 Coe H.-C. .	1897	Tumeur.	?	—
30 Von Marckthurn	1897	Fibromes multiples.	3 mois.	—
31 Von Marckthurn	1897	Myomes du col. Péd. externe.	6 mois.	—
32 Fry H.-D. . .	1897	Large masse nodulaire.	3 mois.	—
33 Vanderveer. .	1897	Fibromes multiples.	4 mois.	—
34 Mikhine. . .	1898	Tumeur considérable dépassant l'ombilic.	3 mois.	—
35 Elischer G. .	1898	Grossesse gemellaire.	»	?
36 Petersen. . .	1899	Fibr. Amp. supra-vaginal.	»	?
37 — . .	1899	—	»	?

Hystérectomie abdominale totale pendant la grossesse.

FŒTUS NON VIABLE

OPÉRATEUR	DATE	DESCRIPTION — OBSERVATIONS	DATE de la GROSSESSE	RÉSULTAT MATERNEL
1 Lannelongue..	1892	Fibrome pesant 9 500 gr. sur fond de l'utérus. Drainage vaginal.	3 mois.	Guérison.
2 Martin..	1893		1 mois.	—
3 Röss.	1893		5 mois.	Mort d'iléus au 28e jour.
4 Dittel.	1893		3 mois.	Guérison.
5 Macks.	1894		5 mois.	—
6 Smith..	1894		?	—
7 Jessett..	1894		3 mois.	—
8 Ricard.. (communic. orale)	1895	Fibromes de l'utérus. Hémorragies.	2 mois.	—
9 Delagenière..	1895	Fibrome plus gros qu'une tête de fœtus. Poids 2 300 gr. Fœtus macéré.	4 mois.	—
10 Polosson.	1895	»	—	—
11 Lee.	1895	Tumeur pelvienne.	?	—
12 Kelly.	1896		?	—
13 Toth.	1896		3 mois 1/2.	—
14 —	1896		3 mois.	—
15 —	1896		2-3 mois.	—
16 Crowell H.-C.	1896	Masse à gauche	3 mois 1/2.	—
17 Monod.	1897	Tumeur fibreuse.	4 mois.	—
18 Martin..	1897	»	3 mois.	—
19 Von Marck-thurn	1897	Myomes.	5 mois.	—
20 Bruwis.	1897	Tumeur augmentant rapidement.	4 mois.	—
21 Tissier..	1898	Utérus fibromateux. Tumeur enclavée. Poids total 3 135 grammes. Hémorragies répétées.	1 mois 1/2.	—
22 Jessett F.-B.	1898	Gros fibrome. Col presque inaccessible. Fœtus mort	4 mois.	—
23 —	1898	Tumeur pelvienne.	3 à 4 mois.	—

OPÉRATEUR	DATE	DESCRIPTION — OBSERVATIONS	DATE de la GROSSESSE	RÉSULTAT MATERNEL
24 Jessett F.-B. . .	1898	Vagin rempli par tumeurs. Hyst. sous-péritonéale.	2 mois 1/2.	Guérison.
25 Finet.	1898	Fibromes. Vomissements.	»	—
26 Boldt. . . .	1898	»	6 mois 1/2.	—
27 —	1898	»	»	—
28 Demons. . .	1898	Douleurs très vives. Compression. Amaigrissement. Ascite. Tumeur interstitielle du fond.	5 mois.	—
29 — . . .	1898	Tumeur siégeant à droite.	»	—
30 Monprofit.. .	1899	Amaigrissement de la malade.	4 mois.	—
31 — .. .	1899	Poids 1 300 grammes.	2 mois 1/2.	—

Les Observations 2, 3, 4, 5, 6, 7, 13, 14, 15, se trouvent dans l'opuscule de von Marckthurn.

TRAITEMENT DES FIBROMES AU TERME
DE LA GROSSESSE

**Interventions obstétricales. — Forceps. — Version. —
Embryotomie. — Symphyséotomie.**

Dans ce chapitre il faut comprendre toutes les opérations qu'on entreprend sur un utérus, alors que le fœtus est viable, ou plutôt à partir de la fin du 7° mois, alors qu'il court de grandes chances de vivre.

Dans certaines circonstances, le fœtus est mort et macéré, on ne peut arriver à l'extraire facilement par les voies naturelles.

C'est là un sujet à part et qui sera traité au moment où la basiotripsie sera discutée. Il s'agit d'abord d'indiquer les différentes opérations purement obstétricales qui permettent de terminer l'accouchement, d'en poser les indications, d'en décrire le manuel opératoire, et de discuter les résultats. En procédant ainsi par élimination, il est très simple de se rendre compte du moment auquel le chirurgien doit intervenir, soit par la césarienne conservatrice, soit par l'hystérectomie, ou l'opération de Porro modifiée.

Un premier point à mettre bien en relief est celui de l'opportunité d'une intervention précoce. *Règle générale, il faut laisser aller la grossesse jusqu'à terme.*

Cette règle souffre peu d'exceptions. Il se peut que la parturiente présente des symptômes de gêne respiratoire, des phénomènes de réaction péritonéale, de la gêne croissante dans la miction et dans la défécation, des indices de compression vasculaires, bref les signes qui, dans le chapitre précédent, sont indiqués comme des indications d'opérer. Si ces symptômes atteignent une certaine importance, qu'ils retentissent sur la santé générale, il faut opérer avant que la malade ne soit affaiblie.

Accouchement prématuré. — L'accouchement prématuré est certes l'opération la plus simple et la plus bénigne en apparence. C'est la conduite suivie par l'elsenreich dans deux cas heureux de grossesse au 6° et au 7° mois.

Défauts de ce traitement. — Le résultat pour les enfants dans de semblables conditions est déplorable. On peut quelquefois par un véritable tour de force arriver à élever un fœtus de six mois et demi, mais de pareils résultats, qui brillent d'ailleurs par leur rareté, font de l'accouchement prématuré, avant le milieu du 8ᵉ mois, une opération pleine de dangers pour l'enfant. On doit se baser sur l'état de la mère, sur la disposition des fibromes, sur les résultats ultérieurs des suites de couches pour arriver à une décision.

Si la masse fibromateuse gêne l'engagement du fœtus, s'il est à craindre que le retrait de l'utérus ne puisse se faire d'une façon suffisante, et sans permettre des hémorragies, si la consistance de ces tumeurs permet de croire qu'il surviendra dans la période puerpérale des modifications fâcheuses dans la masse néoplasique, en faisant l'accouchement prématuré, on s'expose à être obligé d'intervenir par le forceps ou la version pour terminer l'accouchement, et on aura ensuite dans certains cas à opérer d'urgence sur une femme fatiguée par le travail de l'accouchement et par les manœuvres qu'il aura nécessitées.

C'est dans ces cas épineux qu'il s'agit de bien étudier la disposition des tumeurs, d'analyser leurs connexions, leurs rapports, de se rendre compte si l'accouchement prématuré assure à la malade des suites de couches normales et sans incidents. En pareille occurrence, l'accouchement prématuré serait proposé par certains accoucheurs, mais je crois que de semblables conditions se présentent rarement, et qu'il faut s'en tenir à la règle énoncée plus haut. L'état de la femme, les troubles de compression et de péritonite commandent une intervention plus énergique et il faut avoir recours à l'hystérectomie.

Au cas où la tumeur serait vaginale et produirait par son accroissement rapide des symptômes inquiétants, on se verrait obligé de procéder à l'ablation de la tumeur par les voies naturelles. La discussion des différents procédés à employer a déjà été faite en indiquant la ligne de conduite à suivre au 3ᵉ et 4ᵉ mois.

Si l'on croyait pouvoir éviter l'accouchement prématuré on aurait recours aux opérations déjà indiquées. Mais si l'utérus se trouvait être en même temps atteint dans sa totalité par la fibromatose, il faudrait suivre le principe bien rationnel qui est d'enlever la totalité de l'organe. On serait forcément conduit par la disposition de la tumeur à commencer par le vagin, ce qui permettrait en même temps de faire une asepsie rigoureuse, et on terminerait séance tenante par l'abdomen. Il faut dire que ces cas sont non seulement extrêmement rares pendant la grossesse, mais aussi en dehors de l'état gravide, et que le plus souvent l'hystérectomie vagino-abdominale ne répond à aucun besoin.

Accouchement à terme. — Passons maintenant à l'étude de l'accouchement et voyons quelle est la conduite à tenir à ce moment. La grossesse a évolué sans trop d'incidents chez une femme de 35 à 40 ans, par exemple, il y a eu quelque gène de la miction, de la constipation, mais quant aux symptômes fonctionnels, graves, ils ne sont survenus que tardivement et c'est surtout par l'exploration physique que l'accoucheur s'est rendu compte de l'obstruction pelvienne. C'est là, en effet, le gros accident, celui qui le plus souvent va commander une intervention, et permettre d'établir un rapprochement entre la conduite à tenir dans les bassins rétrécis et dans les obstructions ou rétrécissements de l'utérus par fibromatose. Il y a certes plusieurs points où ils diffèrent cependant ; ainsi le rétrécissement pelvien est une disposition pour ainsi dire immuable, ou peut s'en faut, car le relâchement des symphyses ne peut que fournir très peu à l'élargissement du bassin. C'est la tête de l'enfant qui supporte presque tous les frais de l'accommodation, qui doit subir une diminution de volume spontanée ou malheureusement trop souvent artificielle.

L'utérus, au contraire, présente des parois mobiles qui se laissent déplacer et remonter suivant les besoins. J'ai cru bien d'insister sur la fixité relative de la zone limitrophe entre le col et le segment inférieur de l'utérus. Tout fibrome qui empiète à la fois sur le col et sur le segment inférieur ne peut se déplacer guère en hauteur, car il est retenu jusqu'à un certain degré par le cadre que lui forment la base des ligaments larges et les ligaments vésico-utérins et utéro-sacrés.

Les fibromes se ramollissent et s'assouplissent d'une façon étonnante pendant la grossesse et le degré de rétrécissement s'en trouve notablement diminué.

Quant aux fibromes qui encerclent le segment inférieur, ce n'est plus de l'obstruction qui est en jeu, c'est un véritable rétrécissement utérin, qui ne peut céder aux différents moyens de dilatation. On peut donc avancer que l'accoucheur doit s'attendre à des surprises dans certains cas, qu'il verra des masses fibromateuses d'un volume assez considérable remonter facilement, tandis que des lésions d'une importance moins considérable en apparence créeront un obstacle pour ainsi dire insurmontable à l'accouchement par les voies naturelles.

Fibromes du col. Énucléation ou excision. — Le cas le plus simple est celui d'un fibrome du col. Mundé dans son article où il signale 16 cas de cette complication indique déjà les résultats obtenus, qui sont excellents. Sur ces 16 cas il n'y eut que deux morts. Il faut enlever ce fibrome soit par énucléation, soit par section du pédicule, si l'opération s'y prête, terminer l'accouchement par le forceps, dès que la tête peut être saisie facilement, ou bien par la version si elle est indiquée, examiner l'état du col après la délivrance et faire les quelques réparations fort simples que nécessiteront les déchirures.

Quelquefois l'intervention revêt les caractères d'une véritable myomectomie vaginale. Les résultats de cette intervention sont souvent heureux comme le témoignent les observations de Farrant Fry, de Day, de Calderini. Dans les deux premiers cas après l'énucléation on fit l'extraction par les pieds et mère et enfant furent sauvés. Dans le cas de Calderini le résultat fut tout aussi heureux.

Si l'on se croyait obligé de faire du tamponnement utéro-vaginal, il ne devrait rester en place que quelques heures. C'est là d'ailleurs un principe qui paraît admis maintenant par la majorité des accoucheurs. Je reviendrai d'ailleurs sur ce point au moment de la délivrance.

Fibromes du corps de l'utérus. — Ceux-ci ne troublent l'accouchement que d'une façon indirecte. La conduite à suivre est relativement simple, puisqu'ils ne gênent pas l'engagement de l'extrémité céphalique ou pelvienne.

Si la tête se présente, on laissera l'accouchement se faire naturellement, la poche des eaux sera, bien entendu, respectée jusqu'à la dilatation complète, à moins d'hydramnios considérable, et de contracture du muscle utérin fatigué.

La tête s'engage, mais à un certain moment l'utérus devient presque inerte, les bains, le sulfate de quinine ne peuvent réveiller sa contraction, l'expression utérine faite avec méthode au moment des contractions ne permet pas de terminer l'accouchement. Si le fœtus souffre ou si au bout de deux heures la tête engagée ne progresse plus, on fera une application de forceps dans l'excavation. Ce fut la conduite suivie pour le cas signalé dans l'introduction de cette thèse.

Avec une présentation du siège, dès que la dilatation est complète ou presque complète, l'abaissement du pied antérieur me semble une manœuvre utile et inoffensive. Le fœtus est surveillé avec soin, et au moment du passage de la tête dans l'excavation on se rend rapidement compte du siège de la tumeur utérine, on termine avec la manœuvre de Mauriceau combinée ou non suivant les cas, à l'expression utérine agissant sur la tête fœtale.

Lorsque le fœtus ne se présente pas par l'extrémité pelvienne ou céphalique, il faut avoir recours avant la rupture de la poche des eaux à la version par manœuvres externes, qui est d'ailleurs indiquée pour les présentations pelviennes avant l'accouchement. Si cette manœuvre ne réussit pas, et on doit être souvent gêné par la présence du fibrome, on fera la version bipolaire dès que la dilatation permettra le passage de deux doigts ou bien la version ordinaire à la dilatation presque complète ou complète.

Dans les cas de fibromes du corps ces différentes opérations obstétricales ne présentent pas de grandes difficultés, vu que la dilatation se fait le plus souvent assez facilement ou peut se parachever manuellement. La délivrance peut donner lieu à des accidents, tels qu'hémorragie, rétention du placenta, adhérences, enchatonnement anormal du placenta.

Si l'hémorragie est inquiétante, si le globe utérin ne se dessine pas bien, on fait de l'expression utérine, et s'il est nécessaire on a recours à la délivrance artificielle, qui doit cependant rester une opération d'exception. Dans ces cas il est inutile, voire même nuisible d'essayer de se rendre compte des rapports du fibrome avec la paroi utérine, car on risque ainsi d'aller toucher la plaie placentaire. On pourrait objecter que l'asepsie de l'accoucheur est une garantie. Celle-ci n'est pas suffisante et chez une femme ayant un col malade, et même chez la plupart des femmes qui accouchent il est bien difficile à moins d'une technique spéciale de s'assurer de la propreté absolue du col utérin.

A la sortie de la parturiente au bout de dix ou onze jours, on se rend compte par l'examen gynécologique de l'état de l'utérus. Le toucher digital, le palper bimanuel, l'emploi de l'hystéromètre permettent de se faire une idée exacte du lieu d'implantation du fibrome, et on peut indiquer à la femme s'il est utile qu'elle se fasse examiner de nouveau et qu'elle suive un traitement approprié. Ces utérus restent souvent plus gros, ont 12, 13, 14 d'hystérométrie au 15ᵉ jour, et c'est alors que le traitement électrique institué au bout de trois semaines permet de favoriser l'involution physiologique et donne ses meilleurs résultats.

Fibromes du segment inférieur de l'utérus, fibromes inclus dans le ligament large, fibromes pelviens. — Dans cette troisième série de fibromes se trouvent placés les fibromes qui sont véritablement dangereux, qui produisent une obstruction complète. Quelle est la conduite à tenir lorsqu'on a pu constater leur existence? Le diagnostic est fait d'une façon aussi précise que possible. On peut établir ici, comme pour les rétrécissements du bassin, deux divisions. On se rend compte que l'extrémité céphalique du fœtus ne peut pas passer, que le bassin est obstrué. Il est inutile d'hésiter. L'enfant ne peut être extrait par les voies naturelles. Il faut supprimer l'obstacle ou se servir de l'incision césarienne.

Mais dans une série de faits bien plus nombreux, on se trouve en présence de ce qu'on pourrait appeler des obstructions légères du bassin. On peut s'attendre à voir la tumeur remonter, dégager le détroit supérieur et permettre l'engagement de la tête ou de l'extrémité pelvienne. La conduite à suivre est celle que l'on doit observer dans les rétrécissements légers du bassin, lorsqu'on a par exemple au toucher 9,5 à 10,5 centimètres et que par le palper mensurateur on sent que la tête ne déborde pas la symphyse, qu'elle peut même être légèrement enfoncée par l'accoucheur dans l'excavation.

L'accouchement peut se faire sans intervention et il suffit de rappeler les cas déjà anciens de Guéniot et de Tarnier qui sont signalés dans la thèse de Lefour. Blanc, de Lyon, a aussi rapporté un cas intéressant. On laisse le col s'effacer, la dilatation se faire peu à peu. La poche des eaux est respectée comme à l'ordinaire. Il faut se rendre compte toutes les deux heures de la situation de la tumeur, voir si elle n'a pas de tendance à remonter. L'enfant est surveillé, on note avec soin les battements du cœur fœtal, leur fréquence, leur intensité, les modifications du rythme et du timbre des deux bruits successifs. Les caractères de la contraction utérine, sa fréquence relative font partie de l'observation qui doit être prise avec un luxe de détails qui n'est jamais trop considérable dans ces cas. Au bout de huit, dix heures de travail, il n'y a toujours pas d'engagement, la tête reste élevée. Si le fœtus ne souffre pas, si la mère n'est pas fatiguée, et surtout si la poche des eaux n'est pas rompue, point important à bien mettre en relief, il faut encore attendre. On se rend compte de la situation du fibrome par le toucher et on patiente. Il est difficile de dire quel est le temps d'attente qu'on doit infliger à la malade avant d'intervenir. Celui-ci varie suivant les caractères des douleurs, leur intensité, leur fréquence.

L'accouchement peut présenter des périodes d'accalmie où la parturiente n'a plus que quelques douleurs peu fortes, peu importantes. Quelques heures de sommeil reposent la malade et lui permettent de se retrouver en meilleur état. L'utérus se contracte plus efficacement, le segment inférieur se modifie, se développe de plus en plus, ou même chez les multipares se forme peu à peu.

Si la tumeur siège dans la portion supérieure du segment inférieur, en avant ou sur les côtés de l'utérus, elle sera chassée de l'excavation bien plus facilement que si elle se trouve en arrière enclavée dans l'excavation. On a souvent l'occasion de sentir la tumeur remonter au-dessus du détroit supérieur, la tête vient s'engager lentement chez les primipares, plus rapidement chez les multipares, elle descend, décrit son mouvement de rotation et tout se termine à souhait.

Mais dans quelques cas les faits ne se passent pas ainsi. Le travail a fourni ce qu'il peut, on sent que de régulières, efficaces, les contractions utérines vont devenir inégales, insuffisantes. L'état de la malade va se modifier, la contracture et l'inertie utérine consécutive s'installer. Il faut venir en aide à la malade. Ce moment vraiment critique où une intervention se trouve indiquée demande une attention soutenue de la part de l'accoucheur.

L'état général de la malade, qui se traduit par l'expression de son visage, par l'étude du pouls, par l'état de sécheresse ou de moiteur de la peau, par l'état d'irritabilité ou de dépression du système nerveux fait reconnaître que la parturiente se trouve déjà fatiguée. D'autre part les contractions utérines ont été notées avec soin et on s'est rendu compte, par les différentes phases observées, que ce muscle va commencer à perdre son énergie. Il faut intervenir.

Je ne signale pas ici la rupture spontanée de la poche des eaux, ce qui se fait d'une façon précoce dans quelques cas. Dès que cet accident s'est produit, on peut dire que chaque contraction utérine va avoir une action plus ou moins injurieuse sur le fœtus puisqu'il n'est plus protégé que d'une façon incomplète par la couche liquide de l'amnios et que, d'autre part, le placenta se trouve comprimé et ischémié entre la paroi utérine et le fœtus à chaque contraction. C'est dans ces cas que l'intervention doit être plus précoce, si la dilatation le permet et si l'on a des raisons pour croire que le fœtus peut être extrait sans violence par les voies naturelles.

Si donc la tumeur ne s'élève pas au-dessus de l'excavation, qu'elle est de faible volume et qu'on a des raisons de croire qu'elle ne siège pas dans la zone la plus dangereuse, c'est-à-dire aux limites du col et du segment inférieur, il faut voir ce qu'on peut faire par des manœuvres manuelles.

On se trouve donc dans la situation suivante : femme dont l'accouchement ne progresse plus, poche des eaux intacte, dilatation incomplète, fibrome dans l'excavation, extrémité fœtale non engagée.

Rétropulsion de la tumeur en dehors de l'excavation. — On commence par donner du chloroforme à la malade, à moins qu'une affection cardiaque n'indique l'éther, puis on la fait placer en position obstétricale, la tête plus basse que le siège.

Après les précautions d'usage, sondage de la malade, asepsie complète des voies génitales, on introduit toute la main dans le vagin et on fait une exploration complète et méthodique du bassin et de son contenu. On introduit deux doigts à l'intérieur du col effacé et dilaté et en procédant avec précaution on essaie de se rendre compte des rapports de la tumeur avec la paroi interne de l'utérus. On étudie en même temps l'état de la dilatation, la minceur de l'orifice utérin ou son état d'infiltration œdémateuse, puis on passe à l'examen des culs-de-sac vaginaux et on parvient ainsi à se rendre compte du volume et du siège de la tumeur d'une façon aussi précise que possible.

Le toucher rectal est supposé avoir déjà été pratiqué par un aide.

Il s'agit maintenant d'essayer de refouler cette tumeur.

Vu la position de la malade, siège élevé et tête basse, l'extrémité fœtale n'appuie plus aussi fortement sur le segment inférieur de l'utérus. On pourrait même ici appliquer la manœuvre de Schatz, mais elle est difficilement réalisable et il vaut mieux s'en passer. On ne doit pas user de brutalité, mais exercer des pressions légères et soutenues sur la tumeur pelvienne. Dans certains cas on verra la tumeur s'élever et se dégager du bassin peu à peu, et la tête venir lentement se placer à l'aire supérieure de l'excavation.

Ce phénomène, comme l'indique assez l'étude anatomo-pathologique, ne pourra guère se produire qu'avec les tumeurs incluses dans le petit bassin qui dépendent de la partie supérieure du segment inférieur, ou bien qui viennent du corps même de l'organe et sont prolabées dans le cul-de-sac postérieur. Farolw signale un cas où il existait à terme une tumeur fibreuse occupant l'excavation. On administra du chloroforme et on mit la malade en position génu pectorale. La tumeur put être refoulée et l'accouchement se fit. Turgard, de Lille, a eu aussi un succès du même genre. Il fit une application de forceps.

Au cas où la tumeur occupe plutôt un des côtés du bassin, on doit mettre la malade sur le côté opposé et refouler la tumeur avec la main droite ou la main gauche suivant les cas.

Cette manœuvre se fait avec douceur et patience. Si elle réussit, il est bon de laisser la main quelques instants, de finir même la dilatation avec les doigts et lorsqu'on sentira la tête venir plonger dans l'excavation de rompre les membranes. On évite ainsi la procidence du cordon. Si le siège se présente, il me semble bon dans ces conditions, surtout lorsqu'il s'agit d'un siège décomplété, d'abaisser le pied antérieur.

A défaut de ces deux présentations il faudrait faire la version bipolaire avec extrémité céphalique en bas ou bien la version ordinaire.

Dès que ces manœuvres sont terminées, que la version proprement dite est faite, il faut cesser le chloroforme. La femme se mettra le plus souvent à pousser et l'accouchement se termine assez facilement. Lorsque la tête se trouve dans l'excavation, si la femme cesse d'avoir des contractions suffisantes, ou si le fœtus souffre, on termine par une application de forceps. Dans les cas de siège ou lorsque la version est faite, il faudra s'inquiéter du passage de la tête dernière. En effet, le segment inférieur revient en partie sur lui-même et la tumeur peut redescendre dans l'excavation et gêner l'extraction de l'extrémité céphalique.

Les différentes manœuvres recommandées pour l'extraction de la tête dernière doivent être combinées avec méthode et discernement.

On ne doit jamais oublier que le fait important pour le passage de cette tête, c'est la flexion, qu'il faut s'assurer qu'elle est faite au moment où l'on emploie la manœuvre de Mauriceau. Il est souvent bon de mettre les deux doigts introduits dans le vagin au niveau des fosses canines du fœtus.

On a ainsi une prise moins mobile que si on les met dans la bouche de l'enfant, d'autre part il faut savoir reporter toute la tête de l'enfant du côté où se trouve l'occiput, ce qui facilite l'engagement et la flexion.

L'aide joue un rôle important. Il s'agit de fléchir si possible l'extrémité céphalique et de l'engager dans le bassin par expression utérine. Toute brutalité excessive doit être évitée, et c'est plutôt par l'habileté opératoire qu'on doit arriver à faire une extraction rapide que par la vigueur que l'on emploie.

Cette manœuvre doit durer au plus deux minutes, vu le fait que le cordon se trouve fatalement comprimé. Il est d'ailleurs utile pour toute intervention obstétricale que ce soit un forceps, une version ou une extraction d'une tête dernière d'avoir un aide qui indique les minutes pour l'application du forceps, les tiers ou les quarts de minute pour l'extraction de la tête. Cette façon de procéder donne à l'opérateur une notion exacte du temps qui s'est écoulé, qu'il ne peut guère avoir autrement dans de telles circonstances.

On évite ainsi de trop se presser pour certaines manœuvres ou de s'attarder lorsque chaque seconde a son importance.

L'observation suivante recueillie en partie dans le service de M. Doléris et en partie dans celui de M. Demelin est un exemple de cette évolution spontanée de l'accouchement dans un cas d'obstruction du bassin par tumeur fibreuse de l'utérus :

QUATRIÈME OBSERVATION

(La deuxième partie de cette observation, celle qui a trait à l'accouchement, est due à l'obligeance de M. DEMELIN.)

Fibromes sous-muqueux et sous-péritonéaux. Accouchement spontané à 8 mois 1/2. Siège décomplété mode des fesses en G. A. Garçon du poids de 2600 grammes. Mort à la suite de la rupture incomplète de la tige funiculaire à 15 centimètres de son insertion placentaire. Délivrance naturelle. Membranes dissociées.

La nommée Am... M., âgée de 33 ans, primipare, entre à la Maternité Boucicaut le 22 décembre 1899. Elle avait été déjà vue à Saint-Louis, où elle était entrée une nuit du mois de novembre, se plaignant de douleurs vives. Le diagnostic de grossesse extra-utérine aurait été posé à ce moment et M. Baudron fut prié de venir l'examiner. On fit l'examen sous le chloroforme et le diagnostic de grossesse extra-utérine fut facilement éliminé.

Lorsqu'elle entra à la Maternité Boucicaut, l'interrogatoire fournit les renseignements suivants : Ipare, dernières règles au commencement de mai, a senti remuer au commencement de septembre. Pas de symptômes anormaux pendant la grossesse. La malade a fait une chute il y a quinze jours. Elle est toujours constipée, mais la constipation est devenue très opiniâtre depuis le début de la grossesse. Pas de douleurs en allant à la selle. Elle n'a pas eu de pertes rouges, mais quelques pertes blanches.

Au palper, je reconnus l'existence d'un fœtus d'environ sept mois à extrémité céphalique dirigée en bas, mais se déplaçant facilement au-dessus du détroit supérieur, n'ayant aucune tendance à s'engager. Je ne trouvai pas de fibrome à la palpation. Au toucher, je trouvai le col déplacé en avant et en arrière et à droite, l'existence d'une masse fibromateuse du volume d'une mandarine incluse dans le bassin et présentant peu ou pas de mobilité.

Le toucher rectal fut pratiqué; la tumeur me paraissait en avant du rectum et mon diagnostic était : fibrome du segment inférieur de l'utérus situé en arrière et à droite. Ce diagnostic fut confirmé le lendemain par M. Doléris. On se décida à tenir la malade en observation, à surveiller l'évolution du fibrome et à n'intervenir que si l'accouchement ne se faisait pas.

La malade, qui avait son domicile près de l'hôpital Saint-Louis, sortit au jour de l'an, fut prise des premiers symptômes du travail et entra à la Maternité de Saint-Louis dans le service de M. Auvard, remplacé par M. Demelin, qui m'a donné l'histoire de l'accouchement.

« Le 11 janvier, au matin, je trouve par le palper une présentation du siége en S. I. G. A. enfant vivant, siége élevé et dirigé vers la fosse iliaque gauche. Au toucher, le col est effacé, la dilatation est large de 2 francs, le col est dévié à gauche, la partie fœtale est très élevée. A droite de l'orifice dans le cul-de-sac postéro-latéral, on sent une tumeur de consistance uniforme, dure et élastique, empiétant un peu sur le détroit supérieur; elle paraît absolument fixe, un sillon assez net la sépare de l'orifice utérin. Je porte le diagnostic de fibrome utérin sous-péritonéal, en faisant des réserves à cause de la fixité et je pense au kyste dermoïde de l'ovaire. J'apprends ensuite que mon collègue Baudron a vu la femme pendant la grossesse, l'a examinée sous le chloroforme et a émis l'hypothèse d'ostéo-sarcome du bassin. »

« A 4 h. 1/2 du soir, la dilatation est complète, le siége est engagé au détroit supérieur en S. P., un peu en S. I. D. A. Le scrotum est reconnu en arrière et à gauche. On ne trouve plus trace de la tumeur, si haut qu'on touche, elle est remontée, fait encore en faveur du diagnostic de fibrome. L'enfant naît spontanément à 6 h. 3/4; il n'a pas fait d'inspiration après sa naissance; la délivrance se fait naturelle et complète; l'examen profond montre l'existence d'un fibrome utérin sessile siégeant sur la paroi postérieure du segment inférieur. Il fait saillie à la fois sous le péritoine et sous la muqueuse; il est gros comme le poing. Il en existe un autre, au fond de l'utérus, gros comme une forte amande et sous-péritonéal. »

« *Examen du placenta.* — Le cordon friable présente, à 15 centimètres de l'insertion placentaire, une déchirure incomplète qui intéresse la moitié de l'épaisseur de la tige funiculaire et qui a ouvert la veine ombilicale. L'enfant en naissant avait un peu de sang sur la face: il est né *très pâle* et on n'a pas pu le ranimer. Il existait aussi un circulaire très serré autour du cou, et de plus l'insertion ombilicale était très tiraillée, très amincie. Il est probable que la déchirure du cordon (55 centimètres) s'est faite pendant le travail et a été la cause principale de la mort de l'enfant. »

Cette observation démontre encore une fois de plus les dangers que court l'enfant dans les cas de fibromes du segment inférieur. J'ai interrogé mon collègue, M. Dupasquier, sur les difficultés qu'il aurait pu éprouver pour l'extraction de la tête. Sans pouvoir me dire le laps de temps qui s'était écoulé pendant cette manœuvre, il m'assura qu'elle n'avait pas été difficultueuse.

Dilatation insuffisante. — Je viens d'indiquer ce qui peut se passer dans un certain nombre de circonstances. Il arrive quelquefois que la dilatation ne se fait pas. Si l'on juge que la tumeur occupant le segment inférieur ne peut gêner l'engagement définitif et complet, que d'autre part l'envahissement du col par la néoplasie n'est pas suffisant pour empêcher la dilatation artificielle, il faut avoir recours à l'un des procédés suivants :

1° *Dilatation du col par le ballon de Barnes ou le ballon Champetier de Ribes.*

Cette pratique a été suivie par Audebert. Il n'existait pas d'engagement, qui se trouvait retardé par une tumeur occupant le segment inférieur. Il y eut procidence du cordon, on appliqua un ballon Champetier de Ribes, l'évolution et l'extraction du fœtus furent très difficiles et on eut un enfant mort de 3270 grammes. La mère guérit, mais le résultat indiqué est déplorable. On signale dans l'observation que les battements du cœur fœtal s'entendaient encore avant l'application du ballon Champetier de Ribes.

Une observation à rapprocher de celle-ci est la suivante, recueillie dans le service de M. Doléris, pendant l'année 1899.

Il s'agissait d'une femme de 45 ans environ, n'ayant pas eu d'enfants depuis 20 ans. La poche des eaux se rompit prématurément, la dilatation ne se faisait pas par suite d'induration du col, peut-être d'origine fibromateuse. On fit une application du ballon Champetier de Ribes et puis une version. L'enfant était mort. Il n'existait pas à proprement parler de fibrome, mais on peut comparer cet état d'induration du col et ses résultats à ce qu'on voit lorsqu'il y a néoplasie dans le segment inférieur de l'utérus ou dans la région cervicale.

Si la tête n'est pas engagée et que l'on applique le ballon de Champetier, on risque de modifier la présentation et de s'exposer à une procidence du cordon qui ne pouvant être reconnue immédiatement fait courir de grands dangers au fœtus. Si la tête est engagée, le ballon peut quelquefois soulever la tête et la déplacer.

Dilatation manuelle. — Avec un tel état du col, je crois qu'après chloroformisation, le mieux est de le dilater manuellement. On peut ainsi surveiller la présentation, reconnaître les moindres incidents et compléter son diagnostic.

Une fois la dilatation faite, on laisserait la tête s'engager à fond, et on appliquerait le forceps si le besoin s'en faisait sentir.

Césarienne vaginale. — Si la tête est déjà engagée et que le col ne cède pas, on peut faire ce que Dührsen appelle une césarienne vaginale. Cette opération a été faite par Read dans un cas.

Dührsen, dans la communication qu'il a faite au mois de janvier 1899 à la Société de médecine berlinoise, établit un parallèle entre l'opération césarienne classique et l'intervention qu'il décrit. Dans l'observation qu'il rapporte l'orifice vaginal étant trop étroit pour permettre l'introduction de la main, il incisa d'abord le périnée, puis le col de la matrice suivant son diamètre sagittal. Il sectionna du même coup les culs-de-sac vaginaux et les isola de l'utérus sans se servir du bistouri, de façon à ne léser ni la vessie ni le péritoine. L'indication opératoire résidait dans le fait d'une lésion cardiaque très avancée, avec gêne excessive de la respiration, cyanose et œdème des extrémités. La malade est morte sur la table d'opération, mais on amena un enfant vivant et bien portant. Dans la statistique que rapporte Dührrsen, on voit que, sur 11 cas, il y eut 3 enfants sauvés, mais 4 fois seulement la grossesse était à terme. Trois des opérées succombèrent. La mortalité de cette opération serait donc de 27 pour 100, alors que l'on trouverait pour la césarienne une mortalité de 44 pour 100. Ces derniers chiffres paraissent certainement exagérés.

Une semblable intervention ne serait bien indiquée que dans certaines circonstances tout à fait spéciales.

La tête du fœtus serait engagée et on se rendrait compte que par une section peu étendue du col, on pourrait extraire le fœtus facilement avec l'emploi du forceps. Dès que l'opération prend une certaine envergure, qu'il s'agit de larges incisions, on ne peut savoir au juste si l'on n'aura pas à craindre une hémorragie qu'il faudra arrêter. De plus on devra faire passer un fœtus et son placenta à travers cet orifice délabré, qu'on sera obligé de réparer. Il faut donc rejeter une telle intervention pour une opération qui expose la malade à une intervention moins pénible, moins accidentée et moins compliquée : l'opération césarienne suivie ou non de l'ablation de l'utérus.

Forceps et version. — Lorsque la dilatation est complète ou bien lorsqu'elle est suffisante pour laisser passer la main ou la branche d'un forceps, les accoucheurs jusqu'à ces dernières années, se servaient des deux méthodes d'extraction artificielle du fœtus par les voies naturelles ; la version et le forceps. Si l'enfant était mort ou s'ils jugeaient que le degré d'angustie pelvienne ne permettait pas à l'enfant de passer, on utilisait les différents moyens destinés à réduire le volume du fœtus. Examinons ces différentes opérations obstétricales.

Dystocie pelvienne. — *Fœtus vivant.* — *Dilatation suffisante pour forceps ou version.* Lorsque l'accoucheur constatait, il y a quelques années qu'il existait une dilatation suffisante pour permettre l'application du forceps ou une version, sa conduite s'en trouvait simplifiée et le plus souvent il essayait de faire l'extraction artificielle du fœtus. Ces deux opérations obstétricales ne présentent plus aujourd'hui les mêmes indications qu'autrefois. Il faut se rendre compte pour apprécier la façon d'agir des accoucheurs du milieu de ce siècle de la terreur qu'inspirait l'opération césarienne. Tarnier rapportait dans la discussion de 1868 ce fait que sur 14 interventions de cette nature, la femme était morte 12 fois. Ces résultats assombrissaient tellement le pronostic qu'on considérait l'incision abdominale comme une ressource ultime. Il fallait épuiser tous les moyens possibles pour extraire le fœtus par le vagin, et la discussion portait sur les avantages ou les inconvénients du forceps ou de la version.

A l'exemple de Simpson, qui avait élaboré sa célèbre théorie du coin, un certain nombre d'accoucheurs, et Fritsch entre autres, prônaient la version d'une façon absolue et la trouvaient indiquée même avec une présentation céphalique au détroit supérieur.

Sans être aussi exclusif, Tarnier appréciait plutôt la version et l'on arguait que si l'on voyait plus de mortalité avec ce procédé c'est qu'il fallait faire intervenir ce fait que dans les cas difficiles la version était quelquefois essayée après une ou plusieurs tentatives infructueuses de forceps.

Depuis une dizaine d'années, par suite des progrès de la chirurgie abdominale et de la symphyséotomie, le forceps et la version sont bien déchus de leur ancienne splendeur et on peut même dire que le mode d'application de ces procédés d'extraction s'est très sensiblement modifiée. On n'est plus au temps où il fallait extraire un fœtus coûte que coûte par une méthode non sanglante, où le simple énoncé d'une opération chirurgicale effrayait l'accoucheur et lui suggérait toutes les complications septiques si fréquentes avant l'ère contemporaine.

La thérapeutique chirurgicale des rétrécissements du bassin a surtout subi le contre-coup de cette révolution dans les moyens d'action de l'accoucheur.

On discuta d'abord pour savoir si dans les rétrécissements

légers l'application de forceps n'était pas encore indiquée ou à son défaut la version. Ces deux procédés ne devaient pas disparaître et le fœtus est encore trop souvent sacrifié sans scrupules et meurt à la suite de lésions qui sont dues à une extraction difficile et brutale.

Le forceps et la version doivent être surtout des procédés de douceur : chaque intervention doit trouver sa raison d'être, non pas dans quelque résistance du détroit pelvien, mais plutôt dans un défaut d'action de l'utérus et dans une viciation de la mécanique habituelle de l'accouchement. Que l'accoucheur soit bien persuadé, qu'en intervenant, il ne doit pas suivre l'exemple des anciens accoucheurs, qui, n'ayant pas à leur disposition d'autres moyens de délivrer la femme, exerçaient des tractions et des compressions très nuisibles sur le fœtus et causaient ainsi des dégâts maternels importants.

Le forceps doit être manié sans brutalité ; dès qu'il s'agit de tirer avec force l'accoucheur doit se méfier : ou bien sa prise n'est pas bonne, la tête n'évolue pas régulièrement, ou bien le diagnostic est incomplet et on ne s'est pas rendu suffisamment compte des causes de dystocie.

On peut en dire presque autant de la version et c'est à l'extraction de la tête dernière que s'appliquent les principes précédents. Il faut, certes, exercer une certaine énergie pour extraire une tête de fœtus chez une femme primipare, surtout lorsque la tête présente cette déformation spéciale aux présentations du siège ou plutôt qu'il n'existe pas ce modelage de la tête qu'on remarque dans les présentations céphaliques. Qu'il vienne s'y ajouter de la déflexion et l'on comprend combien l'accoucheur peut avoir de peine à extraire un gros enfant se présentant en siège décomplété. Ces considérations qui s'appliquent aux cas où le bassin et le segment inférieur de l'utérus sont normaux, sont encore plus de mise lorsque le bassin est rétréci et trouvent aussi bien leur application lorsqu'il s'agit de fibromes gravidiques du segment inférieur.

Examinons les résultats signalés par les auteurs classiques

lorsqu'on a eu recours à ces procédés. Çà et là, dans la littérature médicale on trouve signalée une observation où l'opérateur a su combiner la rétropulsion de la tumeur à l'application d'un forceps au détroit supérieur et où il a eu la bonne chance, c'est le cas de le dire, de sauver la mère et l'enfant. Tels sont les faits rapportés par Turgard de Lille, par Felsenreich. Les statistiques nous fournissent des résultats bien désastreux. En réunissant les chiffres fournis par Susserott, Tarnier, Lefour, Chahbazian, on a sur 57 applications de forceps :

38 mères vivantes, soit 33 pour 100 de mortalité
25 enfants vivants, soit 56 pour 100 de mortalité

On ne dit souvent pas dans les observations ainsi relevées, si l'enfant a survécu aux traumatismes qui lui ont été infligés et si, dans les huit ou dix jours qui ont suivi l'accouchement, il n'est pas mort de compression cérébrale par hématome, ou de broncho-pneumonie. Les chiffres fournis par la version sont encore plus éloquents. Sur 29 cas on ne trouve que 7 mères vivantes et 7 enfants épargnés.

Que peut-on trouver de mieux pour plaider aujourd'hui en faveur d'une intervention qui a perdu presque toute sa gravité, je veux dire l'hystérectomie totale ?

Pour faire comprendre encore plus les dangers de ces interventions, dans les conditions où l'on se trouve, il est bon d'étudier ce qui se passe pour l'application du forceps au détroit supérieur. Les travaux de Farabeuf et les réflexions qui sont exposées par Varnier, dans le livre si bien connu qu'ils ont élaboré en commun, indiquent bien combien le simple raisonnement permet de comprendre les difficultés qu'on éprouve, même avec un bassin normal, à extraire le fœtus sans encombre.

La thèse de Lanteaume, de Bordeaux, publiée en 1896, donne des chiffres intéressants sur la mortalité dans les applications de forceps au détroit supérieur, on voit que sur 28 applications, 15 enfants sont morts, soit une mortalité de 53,5 pour 100. Dans les trois accouchements prématurés, il y eut trois morts, soit 60 pour 100 de mortalité. Dans 22 observations le sort de la mère est indiqué et l'on y constate une rupture utérine, une fistule vésico-vaginale et recto-vaginale, 4 suites de couches pathologiques, un relâchement de la symphyse pubienne. Après avoir établi ces chiffres, on est quelque peu surpris de voir que l'auteur conseille la symphyséotomie seulement après avoir fait 2 ou 3 prudentes applications de forceps.

Dans les meilleures conditions possibles, la mortalité fœtale reste toujours élevée et l'on voit dans la récente publication de Varnier : *l'obstétrique journalière*, que sur 11 applications, on a à regretter la mort de trois enfants, ce qui fait 27,3 pour 100 de mortalité totale dans de pareilles conditions. Dans les fibromes gravidiques du segment inférieur la mortalité sera certainement plus élevée et doit être évaluée au minimum à 30 ou 40 pour 100.

C'est donc une opération bien grave pour le fœtus, même lorsqu'on n'a pas à craindre pour la mère. Elle est encore plus grave, lorsque l'obstruction est plus étendue, lorsque la prise offre des difficultés considérables. Il me semble que ce qui précède suffit à montrer les dangers considérables que court l'enfant dans une application de forceps au détroit supérieur et je crois qu'on peut dès à présent l'éliminer comme opération recommandable.

Peut-on en dire autant de la version ? Cette opération présente des indications nombreuses et fait que les statistiques qu'on publie varient suivant la cause de l'intervention.

Les meilleures statistiques pour les rétrécissements du bassin donnent une mortalité de 30 pour 100, et c'est à peu près avec ces chiffres qu'on doit exprimer la léthalité dans les versions faites pour obstruction légère du bassin et défaut d'engagement par suite de fibromes.

Or, tout dépend du point de vue où se place l'accoucheur lorsqu'il s'agit de ces formes légères d'obstruction pelvienne. Il faut qu'il se rappelle dans ces conditions qu'il est souvent l'unique défenseur de l'enfant, que c'est à lui qu'incombe la responsabilité de protéger sa vie. Il se peut que l'entourage,

TURNER.   11

que la malade elle-même ne demande qu'à voir mettre un terme à l'accouchement.

Le fœtus n'est qu'un corps étranger dans l'utérus, telle est leur façon de penser dans certains cas, et tous les moyens sont bons pour l'extraire, coûte que coûte, de la cavité utérine. Le forceps, la version, le basiotribe, s'offrent comme moyens de pratiquer ces interventions qui négligent la vie de l'enfant.

Et pourtant, on doit dire hautement que la vie de l'enfant tout comme celle de la mère a une valeur infinie et que discuter sur la valeur relative de ces deux existences c'est montrer la fausseté de son jugement et la dégénérescence de son état moral. L'accoucheur n'a pas à s'occuper de la valeur commerciale de la vie, à peser le prix qu'il faut attacher à la conservation de l'un ou l'autre des deux êtres qui lui sont confiés. Il doit tout son dévouement, toute son adresse à protéger la mère dans ce moment pénible, mais il doit être encore plus soucieux peut-être de l'avenir que du présent, et songer surtout à l'enfant dont il est le protecteur au cours de son ministère.

La version est donc aussi peu indiquée que le forceps lorsque l'état de l'utérus ne permet pas de compter sur une extraction facile. Ce qu'il y a à craindre dans ces conditions, c'est que la tumeur gêne la flexion nécessaire de la tête, empêche l'engagement.

On sera finalement obligé d'en arriver à l'emploi du basiotribe lorsque l'enfant aura cessé de vivre, ou bien on pourra même voir survenir un accident décrit dans l'observation suivante :

HOLLISTER (R.-O.). — A case of labor complicated by a submucous fibroid. *New-York medical Journal*, 1892, LVI, 383.

Mme R..., 26 ans. I parc. Ergot, puis forceps, sans résultat ; version, extraction du corps ; la tête se détache, essais infructueux pour l'amener. Mort.

Enfant mort. — Si l'enfant est mort, la tâche de l'accoucheur devient plus aisée ; tous les moyens sont bons pour extraire le fœtus pourvu qu'ils ne nuisent pas à la mère. La basiotripsie ou la crâniotomie sont tout indiquées lorsque les conditions requises existent, c'est-à-dire dilatation suffisante et opération relativement facile. On n'a qu'à jeter un coup d'œil sur les statistiques publiées par certains accoucheurs pour voir que, en soi, les opérations mutilatrices ne comportent pas un pronostic très grave pour la mère. Olshausen accuse 5,7 pour 100 de mortalité, Crédé 8 pour 100, Léopold 2,8 pour 100 sur 71 interventions de cette nature, Gusserow 14,3 pour 100. Tels sont les chiffres que l'on trouve dans l'article de Wyder sur la perforation et la section césarienne. De 1883 à 1899 exclusivement, 81 crâniotomies ont été pratiquées à la Maternité, à Lariboisière et à Baudelocque dans le service de M. Pinard et les résultats sont : pour 81 femmes opérées : 72 guéries, 9 mortes, ce qui fait une mortalité de 11,5 pour 100.

Plusieurs observations rapportées par Ribemont-Dessaignes, par Bompiani, par Porak, indiquent qu'on peut obtenir de bons résultats avec ce mode d'intervention. Les différentes manœuvres déjà exposées au sujet de la rétropulsion de la tumeur et de la dilatation de l'orifice utérin sont de mise ici, mais on doit toujours se rappeler qu'il ne faut les employer que si l'intervention ne présente pas de grandes difficultés.

Plutôt que d'intervenir à l'aveugle, de ne pas pouvoir surveiller l'instrument, il faut recourir d'emblée à la voie abdominale et faire l'hystérectomie abdominale totale sans ouvrir l'utérus.

Symphyséotomie. — Avant d'indiquer les résultats obtenus avec les opérations abdominales, on doit rechercher ce que peut donner la symphyséotomie lorsqu'il existe une tumeur fibreuse produisant de l'obstruction du bassin.

Cette opération a été appliquée dans quatre cas différents de néoplasmes pelviens, par Novi, Maygrier, Lepage et Rein.

Les deux premières observations ont trait à des tumeurs dont la nature précise n'est pas indiquée ou qui sembleraient être, dans le fait signalé par Maygrier, un fibrome du périoste inséré sur la face postérieure du pubis à gauche et oblitérant en partie l'excavation. Il reste deux opérations se rapportant à des fibromes de l'utérus, celle de Lepage et celle de Rein, de Kief. Encore dans ce dernier cas le diagnostic est-il douteux, puisqu'à la suite d'une césarienne pratiquée pour une deuxième grossesse, cet opérateur n'a pas su indiquer d'une façon précise les connexions ni la véritable nature de ce néoplasme. Ces deux observations donnent des résultats excellents, puisque mère et enfant furent sauvés. Peut-on admettre une pareille ligne de conduite et est-ce que la symphyséotomie trouve ici des indications ?

La symphyséotomie dans des cas semblables ne me paraît pas indiquée pour les raisons suivantes : 1° on dilate la ceinture osseuse alors que l'obstacle siège sur l'utérus même, or ces tumeurs agissent souvent autant par rétrécissement du canal cervico-utérin que par obstruction ; 2° une fois la symphyséotomie pratiquée, il est à craindre que la tumeur fibreuse s'engage dans l'excavation au-devant de la tête fœtale, ce qui rendrait difficile ou impossible une application de forceps ; 3° on ne peut pas, lorsqu'il s'agit de tumeurs fibreuses, savoir au juste quel est le degré précis de rétrécissement pelvien et l'on ne peut en déduire le degré d'écartement nécessaire pour permettre à la tête fœtale de s'engager.

Or, la symphyséotomie est une opération basée sur des considérations géométriques très nettes, où la mensuration du bassin joue un rôle essentiel. L'appliquer à une tumeur mobile du bassin siégeant dans la paroi utérine, c'est en fausser les indications et la détourner de ses applications les plus avantageuses.

4° En opérant ainsi on perd tout le bénéfice de l'incision abdominale, qui permet de se rendre compte de la lésion et d'enlever une fois pour toutes la cause de la dystocie.

Il me semble donc que pour les tumeurs fibreuses de l'utérus la symphyséotomie doit être écartée et remplacée par l'opération abdominale.

OPÉRATIONS ABDOMINALES

Césarienne conservatrice. — Opération de Porro.

HYSTÉRECTOMIE CÉSARIENNE TOTALE

C'est en effet à ce genre d'intervention qu'il faut avoir recours sans trop tarder dans les cas de dystocie fibreuse. Qu'on hésite à y recourir d'emblée lorsque l'examen approfondi de la malade donne de sérieuses chances de voir survenir un accouchement spontané ou complété par une application de forceps dans l'excavation, c'est là une conduite logique et recommandable. Ces cas sont cependant ceux où il faut savoir reconnaître le moment où la temporisation n'est plus de mise et ne fait qu'exposer la vie de l'enfant ainsi que celle de la mère.

Si la tête reste élevée au-dessus du détroit supérieur malgré les manœuvres de rétropulsion de la tumeur, il faut intervenir par la césarienne sans plus tarder. Une application de forceps ou une version est dangereuse pour l'enfant.

Un point à bien mettre en relief est le suivant :

Les différentes interventions obstétricales dans les cas de dystocie légère doivent se succéder dans un laps de temps assez court et on doit faire tous les efforts possibles pour épargner une fatigue trop grande à la parturiente. C'est bien autre chose de faire une césarienne ou une hystérectomie sur une malade bien surveillée, ou bien de la pratiquer sur une femme ayant subi des essais nombreux de forceps ou de version.

Les interventions de cette nature doivent être résolument bannies en pareille occurrence. En résumé, pour les dystocies légères : dès que l'on se rend compte que la tête reste élevée en dehors du bassin ou bien que le siège ne s'engage pas, malgré les contractions répétées et énergiques de l'utérus, que le fibrome ne change pas de situation, on doit dans l'espace de deux heures essayer les moyens déjà indiqués et, s'ils ne donnent rien, pratiquer la césarienne.

On doit se hâter encore plus lorsque la poche des eaux est rompue. Les effets de cette complication sur la vitalité fœtale ont déjà été indiqués et l'on doit extraire le fœtus par l'abdomen sans trop tarder.

Lorsqu'on a pu reconnaître dès le début du travail que la tumeur s'oppose à l'extraction d'un enfant dans de bonnes conditions, il faut recourir d'emblée à l'opération.

Enfin lorsque la malade est venue consulter vers la fin de sa grossesse et que l'on s'aperçoit qu'il y a dystocie irrémédiable, la conduite est la même que pour les rétrécissements extrêmes du bassin, il faut opérer lorsque la malade est à terme sans attendre le début du travail qui peut être signalé par la rupture prématurée des membranes et la procidence du cordon. Dans l'observation de Mouchet, qui est reproduite plus loin, on voit qu'une telle conduite aurait pu donner de meilleurs résultats et permettre la survie de l'enfant. Dans l'observation de M. Doléris, que nous reproduisons aussi, l'opération fut faite un peu avant le terme par suite des troubles variés dont souffrait la malade. (Cinquième observation. Service de M. Doléris.)

CINQUIÈME OBSERVATION
(Prise dans le service de M. le D' Doléris.)

Fibromes pendant la grossesse.
Opération de Porro : pédicule externe. — Guérison de la mère. — Mort de l'enfant.

La nommée L...., femme Bail, 40 ans, journalière, m'est adressée par un confrère de province. Elle entre à la Maternité de l'hôpital Boucicaut le 5 décembre 1898. Elle a perdu sa mère âgée de 50 ans, son père à 70 ans. Elle a un frère bien portant. Elle n'accuse aucune maladie antérieure. Réglée à 13 ans.

Elle s'est mariée de bonne heure et a accouché pour la première fois à 18 ans. Depuis elle a eu deux autres grossesses normales. A l'âge de 28 ans, elle a été opérée d'une hernie, à l'hôpital Necker, par le P^r Le Dentu.

Elle se dit enceinte de sept à huit mois. Ses règles ont apparu pour la dernière fois en avril 1898. Jusque-là elle voyait régulièrement ses menstrues abondantes, de cinq à six jours de durée et avançant régulièrement d'une semaine. Depuis le début de la grossesse, elle ne cesse de souffrir. Son ventre a augmenté rapidement de volume. Depuis quelques semaines les douleurs abdominales sont très vives : la malade ne peut ni dormir, ni se nourrir ; elle a beaucoup maigri et commence à s'affaiblir notablement.

On l'envoie à l'hôpital, de crainte d'une fausse couche. Je constate, en effet, les signes d'une grossesse assez avancée. Le ventre est volumineux.

L'utérus remonte à quatre travers de doigt au-dessus de l'ombilic. Le fond en est assez régulier. L'organe est repoussé à gauche et, grâce à la souplesse de ses parois, sous lesquelles se perçoivent aisément les mouvements actifs du fœtus, dont le dos est tourné à gauche (O. I. G. A.), on en peut aisément limiter le contour supérieur et le bord gauche.

Il n'en est pas de même du côté droit, qui est occupé par une tumeur qui se détache en relief sur la surface utérine. Cette tumeur est bilobée ou plutôt réniforme. Sa partie supérieure occupe l'hypocondre, le flanc et l'hypogastre, sa partie inférieure plonge dans le grand bassin. On la perd dans la fosse iliaque droite. Son bord droit est convexe et se fond avec la ligne de relief de l'abdomen, sauf une encoche angulaire vers le point où l'extrémité supérieure se détache de la paroi utérine.

Cette extrémité supérieure remonte presque au niveau du bord supérieur de l'utérus. Son bord gauche interne est concave et le centre de cette concavité regarde en haut et à gauche la cicatrice ombilicale.

Son extrémité inférieure, plus exactement fusionnée avec le segment inférieur de l'utérus, échappe à la palpation. Au point de vue de la consistance, la tumeur est molle, comme diffluente dans sa partie supérieure, dure et résistante, au contraire, dans sa partie inférieure.

Sur toute la surface de la tumeur le doigt perçoit une crépitation amidonnée, attribuée à des exsudats récents de péritonite localisée.

Je dois mentionner que l'extrême diffluence de la partie supérieure de la tumeur prêtait aisément à une confusion, et on eût pu, à un examen superficiel, se croire en présence d'un utérus bilobé, dont les deux cornes étaient occupées par l'œuf. Néanmoins, je préférais admettre un fibrome très ramolli ou même kystique. La mensuration verticale de la tumeur donnait 24 centimètres jusqu'au rebord du grand bassin, et, transversalement, au niveau de l'ombilic, 18 centimètres.

Par le toucher, on rencontrait aisément le col utérin à peu près au centre de l'excavation, abaissé et de consistance molle. A droite, on sentait poindre la saillie fibromateuse qui paraissait descendre fort peu au-dessous du niveau du détroit supérieur. La tête fœtale se percevait très haut vers la gauche. Elle n'était nullement engagée et, à tout prendre, la tumeur paraissait beaucoup plus près d'occuper l'excavation que la tête fœtale elle-même.

L'auscultation révélait les battements du cœur fœtal dans la ligne iléo-ombilicale gauche.

Ces constatations positives n'imposaient pas une intervention immédiate. Je décidai qu'on attendrait le terme de la grossesse pour intervenir nonobstant l'état général assez déprimé et la douleur que la malade me paraissait beaucoup exagérer. Il n'était pas impossible que le travail s'effectuât spontanément et selon les données classiques.

La malade parut aller un peu mieux pendant les premiers jours de son séjour à la Maternité, mais à la fin de la première semaine, l'appétit était nul; le peu d'aliments qu'elle prenait étaient rendus; la douleur était devenue intolérable et apparaissait, la nuit surtout, sous forme de crises paroxystiques qui lui faisaient pousser des cris perçants. Les injections de morphine, ni l'antipyrine ne réunissaient point à les calmer. Elle maigrissait visiblement. La constipation était persistante, l'alimentation quasi nulle. Le faciès prenait une teinte jaunâtre et émaciée.

Par ailleurs, la tumeur augmentait rapidement de volume et atteignait maintenant les fausses côtes. J'attendis encore une semaine; mais, la situation restant la même malgré les injections de sérum et jugeant d'ailleurs que le fœtus était largement viable, je me décidai à opérer.

La malade fut chloroformisée le 15 décembre. Sous le chloroforme, je pus compléter les premières constatations et préciser quelques détails.

Je constatai que l'excavation était vide; en outre que, sous la paroi abdominale très tendue, se dessinaient nettement deux tumeurs, une à droite, le fibrome, oblique de dehors en dedans, une à gauche, l'utérus, également oblique mais en sens inverse. L'extrémité de la tumeur, arrondie maintenant, dépassait les fausses côtes. En quinze jours, cette tumeur avait donc notablement augmenté de volume. Entre ces deux masses, au niveau de l'ombilic, existe une dépression peu profonde. On sent toujours les mouvements actifs du fœtus du côté gauche. La sensation de fluctuation a tellement augmenté du côté droit que je suis sur le point de modifier le diagnostic anatomique. Je le maintiens cependant, en raison de la différence de consistance d'un côté à l'autre, de l'attitude déjetée du fœtus de la ligne de démarcation beaucoup plus nette entre les deux tumeurs dans leur partie inférieure, de la sensation fournie par le toucher, et enfin à cause des anamnestiques précis révélant les ménorragies caractéristiques de la fibromatose.

Incision de la paroi abdominale, de l'ombilic au pubis. La paroi utérine est immédiatement visible. Il est impossible de redresser l'utérus. J'incise sa paroi et je tombe sur le placenta, que je déchire rapidement de haut en bas.

Extraction du fœtus vivant qui pèse 2110 grammes. Une ligature compressive élastique a été jetée autour du segment inférieur de l'utérus. Section et ligature des annexes, section du pédicule utérin aussi bas que possible, après énucléation de la partie légèrement enclavée de la tumeur, le tout avec le thermocautère ; 2 ligatures vasculaires sur les parties latérales du moignon ; large cautérisation du conduit cervical. Nettoyage de la cavité pelvienne.

Une broche est placée temporairement au travers du pédicule.

Suture au catgut du péritoine et de la couche musculo-aponévrotique.

Suture au crin de Florence pour le restant de la paroi.

L'opération a duré, en tout, cinquante minutes. Suites normales. Les trois premiers jours la température vespérale a atteint 38° et 38°,4, le pouls 104. Pouls et température sont redescendus à la normale dès le quatrième jour.

Examen de la pièce. — Son poids total est de 2160 grammes, le fibrome énucléé pesait 1510 grammes. Son siège est intramural. Il est logé dans l'épaisseur même de la paroi antéro-latérale du fond, du corps et de l'isthme utérins ; il fait une saillie régulièrement hémisphérique, à la surface interne de l'utérus maintenant vide et revenu sur lui-même.

Le placenta était inséré, partie sur la paroi antérieure de l'utérus, partie sur la tumeur ; les annexes gauches sont situées beaucoup plus bas et implantées normalement sur la corne utérine. La coupe de la tumeur offre l'aspect le plus singulier, c'est une vraie bouillie rougeâtre, lie de vin, où les fibrilles du tissu fibromateux sont infiltrées par de vastes infractus sanguins diffusés dans des espaces lacunaires, sous l'aspect de gelée de groseille ; par places, de vrais caillots noirâtres. Au centre, vastes hématomes contenant une bouillie plus fluide. A la périphérie le tissu est compact et parsemé de foyers apoplectiques.

Cet examen donnait la clef des sensations perçues, fausse fluctuation et crépitation fine sous le doigt. Il s'agissait bien d'un fibrome ramolli par des hémorragies interstitielles, forme rare qui permettait d'expliquer l'accroissement rapide du volume de la tumeur, et les violentes douleurs ressenties par la malade.

L'enfant peu développé, quoique assez vivace en apparence, succomba subitement dans la soirée du jour de l'opération.

De l'opération césarienne chez la femme à terme. Dystocie fibromateuse. — L'opération césarienne est l'intervention sanglante qu'on a pratiquée le plus souvent pour les cas de dystocie fibreuse, jusqu'en ces dernières années, et les progrès que les travaux modernes ont amenés dans la technique de cette opération en ont sensiblement modifié le résultat.

Tarnier a signalé 14 cas de césarienne, mais il se hâte d'ajouter que sauf les faits de Mayor et de Hiron, toutes les malades sont mortes. Le résumé fourni par Cazin, en 1876, à propos de son observation personnelle, n'est guère plus rassurant. Sur 22 observations, il n'y a que trois guérisons maternelles et 14 enfants vivants, ce qui fait une mortalité maternelle de 85 pour 100 environ et une mortalité fœtale de 40 pour 100.

Une pareille hécatombe était due au retard bien légitime qu'on mettait à opérer, à la technique grossière et au défaut d'asepsie. Quelques opérateurs mettaient timidement quelques points de suture dans l'utérus, mais il y avait loin de là à la technique mise en pratique par Saenger et aux modifications que l'école de Leipzig a imprimées à la césarienne. Ce fut justement pour un cas de fibrome rétro-utérin que Saenger appliqua pour la première fois, en 1880, son procédé, qui consistait dans l'emploi d'une double rangée de sutures.

Bientôt, à partir de 1885, de 1886, les observations de césarienne pour rétrécissement et pour fibromes se multiplient et on arrive en réunissant les statistiques de Cazin, Lefour, Saenger et Pestalozza, au chiffre de 116 opérations pour fibromes, ayant donné une survie maternelle dans 22 cas. La mortalité maternelle est toujours élevée puisqu'elle est de 81 pour 100.

La période contemporaine, 1890-1900, donne des résultats bien plus satisfaisants. J'ai trouvé dans la littérature médicale 14 cas de césarienne. Ceux de Gibb, Exerke, Co (1890) Grynfellt, Von Ott (1891), Orloff (1893), Cullingworth, Rein (1894), Toth, Hertzsch, Léopold, Lecerf (1895), Ross (1896), Charles (1898). Il y a 3 morts, ce qui fait 21, 5 pour 100 de mortalité maternelle. (Gibb. Grynfellt, Cullingworth.) La mortalité fœtale est de trois.

Ces chiffres sont certainement bien plus encourageants, bien que la mortalité reste toujours plus élevée que dans la césarienne pour rétrécissement. Celle-ci donne, en effet, des résultats excellents et les statistiques que certains opérateurs ont obtenues ont été rappelées par M. Pinard au congrès de gynécologie d'Amsterdam du 8 au 12 août 1899. La statistique d'Olshausen donne 29 femmes opérées avec 2 morts, 29 enfants vivants dont trois moururent, l'un quatorze heures, l'autre le deuxième jour, le troisième, quatre semaines après la naissance. La mortalité maternelle est donc de 6,85 environ, la mortalité fœtale de 10 pour 100.

Dans les chiffres de Léopold on a 93 femmes opérées avec 67 opérations conservatrices et 26 opérations de Porro. Le nombre des femmes mortes est de 8. Sur un chiffre de 100 césariennes ces statistiques nous donnent d'après une récente publication 10 pour 100 de mortalité pour la femme. La mortalité pour l'amputation utéro-ovarique est sensiblement la même que pour la césarienne conservatrice. La mortalité fœtale est de 13 pour 100.

La statistique de Zweifel est encore meilleure puisque sur 55 opérées il n'a perdu qu'une malade. Résultat 2,3 pour 100 de mortalité maternelle. On peut donc dire sans exagération que la césarienne conservatrice chez une femme surveillée avec soin et dont l'état est satisfaisant est une opération assez bénigne. La mortalité maternelle ne doit guère dépasser 5 à 8 pour 100, la mortalité fœtale 10 pour 100. Ces chiffres sont bien supérieurs à ceux que donnent les applications difficiles de forceps au détroit supérieur ou bien la version.

Dans la thèse de Lanteaune on trouve une mortalité maternelle d'environ 5 pour 100 et une mortalité fœtale de 40 à 50 pour 100. C'est encore bien plus grave lorsqu'il s'agit d'interventions obstétricales dans un utérus fibromateux avec obstruction du bassin.

Parallèle de la césarienne et de l'hystérectomie. — Il faut se rendre compte si la césarienne doit être simplement conservatrice ou s'il ne vaut pas mieux enlever l'utérus.

Règle générale: lorsqu'on pratique cette opération il vaut mieux supprimer la cause de l'obstruction une fois pour toutes.

Lorsqu'il s'agit d'un simple rétrécissement du bassin, on est en droit de laisser l'utérus qui est un organe sain et qu'on ne peut supprimer pour éviter à la malade le danger d'une grossesse ultérieure. Le chirurgien n'a pas à s'occuper de ce qui se passera dans la suite. Sa responsabilité est entièrement à couvert s'il indique à la malade les dangers qu'il y a pour elle à redevenir enceinte. C'est à la malade et à son entourage de savoir prendre une décision en pareil cas. Puisque le fait d'une nouvelle grossesse prédispose à la nécessité d'une seconde opération, elle doit se rendre compte si elle préfère courir ces risques ou bien s'il est préférable pour elle de ne pas s'y exposer.

Je ne crois pas qu'on puisse accorder au chirurgien dans de pareilles circonstances le droit de décider de son propre mouvement la conduite à tenir et on ne doit pas admettre qu'un organe sain d'une importance aussi considérable que l'utérus puisse être enlevé à moins d'indication absolue.

Il n'en est plus de même dans le cas qui nous intéresse et la conduite du chirurgien se trouve ici calquée sur celle qu'il doit suivre lorsqu'il s'agit de fibromes non gravidiques.

Voilà un utérus déjà malade, présentant des masses fibromateuses plus ou moins considérables dont l'évolution ultérieure est souvent suspecte, qui prédisposent par leur masse même à des phénomènes divers, qui sont une involution tardive et compliquée, dans quelques cas, d'accidents de sphacèle et de mortification, des hémorragies par inertie et défaut de rétraction utérine non seulement au moment de l'opération mais dans les jours qui la suivent, et on n'enleverait pas cette cause de tant de malheurs. On laisserait donc ce fibrome, qui, à supposer même qu'il diminue sensiblement de volume, reprendrait un nouvel essor à l'occasion d'une autre grossesse, augmenterait encore plus, prédisposerait à des avortements, à des hémorragies, à des infections si ces accidents se produisaient loin de tout secours utile. On peut donc dire nettement que tout utérus fibromateux ayant produit une dystocie nécessitant l'incision césarienne doit être extirpé. Il y a à toute règle des exceptions, et peut-être au cas de fibrome assez limité du segment inférieur, n'ayant jamais troublé antérieurement la malade, à marche peu rapide, chez une femme de 25 à 35 ans, désirant avoir un autre enfant, pourrait-on laisser l'utérus.

De telles conditions se présenteraient très rarement et la règle énoncée plus haut est presque absolue.

Césarienne conservatrice avec ablation des annexes. — Une mention doit être faite à propos de l'opération césarienne conservatrice avec ablation des annexes ou des ovaires. Cette opération a été faite par Toth pour un myome cervical chez une femme de 34 ans. Ce cas rapporté plus haut dans la liste des césariennes conservatrices donna une guérison complète pour la mère et l'enfant. Il en fut de même dans les cas de Hertsch, de Léopold et de Ross. En agissant ainsi on se sert de l'opération de Battey. Pareille conduite ne serait plus guère suivie aujourd'hui.

Césarienne conservatrice avec enlèvement d'un fibrome. On peut rattacher à ces quatre cas l'observation de Monprofit. Monprofit enleva un fibrome situé sur la face postérieure de l'utérus qui ne fut pas enlevé.

Opération césarienne. — Je n'ai pas à décrire ici le manuel opératoire de la césarienne conservatrice qui est indiquée dans tous les traités d'obstétrique. Je signalerai seulement les points suivants : L'incision sera faite aussi loin que possible de la tumeur fibreuse, vers le fond de l'organe de préférence, on fera les sutures profondes et superficielles au catgut (chaque opérateur a ses préférences) on n'appliquera pas de lien élastique, les mains d'un aide étant préférables, et si l'hémorragie ne s'arrêtait pas facilement il ne faudrait pas hésiter à pratiquer l'ablation de l'organe.

Hystérectomie abdominale, totale ou subtotale de l'utérus dans les fibromes gravidiques dystociques. — J'en arrive à l'étude de l'opération idéale dans les cas de dystocie fibreuse à l'extirpation totale de l'organe malade. On fait ainsi une opération qui satisfait au plus haut degré le sens chirurgical, puisque l'on fait sur la mère une opération dont la gravité n'est pas considérable, on a de grandes chances d'avoir un enfant vivant, et l'on supprime du même coup l'organe malade.

Les observations qui ont trait à cette opération ne sont pas encore suffisamment abondantes pour qu'on puisse tabler dessus pour indiquer quelle en est la gravité, mais en procédant par analogie on arrive à reconnaître que, somme toute, la mortalité maternelle ne doit guère être de plus 8 à 10 pour 100, lorsqu'on opère dans de bonnes conditions chez une femme qui n'a pas été fatiguée par des interventions nombreuses.

On peut presque dire que l'hystérectomie abdominale est une opération plus bénigne chez la femme enceinte ou à terme que chez la nullipare, car dans ce dernier cas le volume de la tumeur est souvent dû à un travail morbide de longue date, compliqué d'adhérences et d'enclavement difficile à réduire, on n'a pas eu l'avantage de la laxité ligamentaire qui est presque constante chez la femme enceinte. En revanche l'hémostase est plus importante, mais c'est un point qui réclame seulement un mode d'intervention prudent et sûr.

Le premier opérateur qui ait entrepris cette opération pour dystocie fibreuse se trouve être un chirurgien de Boston, Storer, dont l'observation est rapportée dans l'article de Cazin, publié dans les Archives de Tocologie de 1876. La conduite du chirurgien américain est sévèrement critiquée par Cazin et pourtant cette première opération de Porro semblerait aujourd'hui tout à fait rationnelle. Il s'agissait d'un utérus fibromateux à prolongement pelvien avec grossesse à terme. Au moment où la section césarienne fut faite, une hémorragie formidable se déclara, on passa un trocart au niveau du segment supérieur du col, on fit une ligature métallique double, on employa l'écraseur pour sectionner les tissus et on cautérisa le moignon. Le péritoine fut suturé au fil d'argent. L'opération avait duré 3 heures et la malade mourait 4 jours après.

Cette intervention était sans doute inspirée de la méthode indiquée par Kœberlé et si des complications septiques n'étaient pas survenues on aurait pu avoir une guérison à enregistrer.

Porro devait bientôt, à partir de 1872 et jusqu'en 1876, publier les résultats qu'il obtenait avec son opération. Celle-ci consiste dans l'amputation de l'utérus et la fixation du moignon au niveau de l'orifice inférieur de la plaie. On pratiqua cette opération de plus en plus et on finit par obtenir des résultats assez satisfaisants, comme le témoignent les statistiques publiées à cet effet par Lefour, Pestalozza et Freund : sur 21 cas d'opérations de Porro, on obtenait 9 guérisons, ce qui faisait une mortalité de 57 pour 100. Harris donnait sur 158 opérations pour tous genres d'obstructions, de 1884 à 1889, 47 morts, soit une mortalité de 29 pour 100. Jusqu'en juin 1891, on pratiqua à la Maternité Sainte-Catherine de Milan, 31 opérations de ce genre. Il y eut 22 femmes guéries et on retira 29 enfants vivants. C'est à peu près la même proportion.

Pendant longtemps en gynécologie comme en obstétrique, la crainte des hémorragies ou de l'infection commandaient l'emploi du pédicule externe, mais dans ces dernières années et surtout depuis 1896, on a abandonné peu à peu cette méthode dans le traitement des fibromes. Seuls les accoucheurs tenaient encore à l'emploi du pédicule externe. Cette façon de procéder semblait plus facile et plus rapide, avait l'air d'assurer l'hémostase et d'empêcher l'infection.

On est bien obligé d'admettre que c'est là un procédé qui ne répond plus aux conditions de la chirurgie contemporaine, qui réclame la suppression complète de l'organe malade, lorsque celui-ci est aussi fortement entamé, et la reconstitution immédiate des parois pelvienne et abdominale. Un autre défaut de cette méthode est de ne pas permettre, quand cela est utile, comme par exemple lorsqu'il y a suintement sanguin, de faire un tamponnement sérieux de l'excavation. Pour ces différentes raisons, ainsi que pour celles déjà exposées lorsqu'on a établi un parallèle entre l'hystérectomie totale et l'hystérectomie sus-vaginale à pédicule au sujet des fibromes gravidiques avec grossesse peu avancée, on doit préférer l'intervention radicale et complète. De plus les tissus du col sont ramollis et modifiés au moment de l'approche du terme et la reconstitution d'un pédicule bien ferme dans ces conditions est plus problématique, d'autant plus qu'il faudra tenir compte de la rétraction des tissus à la suite de l'opération.

Si nous passons maintenant à l'hémostase, elle semble bien moins assurée par des procédés de cette nature que par la ligature directe des vaisseaux artériels et veineux. La crainte de l'infection doit plutôt commander une intervention qui supprime tout le canal cervical, qui peut être une source d'infection à la suite d'un Porro.

On peut se demander si la subtotale peut trouver des indications. Si on est sûr que le col ne présente aucune modification pathologique, néoplasique ou infectieuse, on pouvait à la rigueur en laisser une faible portion. Ce principe s'appliquerait aux primipares jeunes où des considérations d'ordre spécial qui ne sont guère admissibles, guideraient l'opérateur dans le choix de tel ou tel procédé pour éviter l'atrophie du canal vaginal. On a soutenu aussi que l'opération sus-vaginale était plus rapide que la totale. Ce reproche adressé à l'hystérectomie totale est plutôt une question de dextérité opératoire ou d'habitude, et toutes choses égales d'ailleurs, je crois qu'il n'y a pas à attacher beaucoup d'importance à cette assertion. L'hystérectomie totale permettrait en revanche de supprimer un col toujours sujet à caution et permettrait, lorsque l'occasion s'en présente, de faire un drainage vaginal souvent utile.

On a décrit de nombreux procédés d'hystérectomie abdominale. Chaque opérateur a voulu ajouter sa façon de faire à la liste des soi-disant méthodes d'hystérectomie. Comme l'indique Ricard, c'est de 1894 jusqu'en 1897 que cette multitude de détails dans la technique opératoire a inondé la presse médicale et a fait croire que cette opération était très complexe et très difficile. Il est utile de connaître un certain nombre de ces procédés, de se rendre compte de l'idée qui a guidé tel ou tel opérateur dans sa façon d'opérer, mais ce qui est essentiel c'est de savoir les employer suivant la forme que présente la tumeur, d'aborder les culs-de-sac dans un ordre qui ne dépendra pas tant de considérations anatomiques que de la disposition de la tumeur et de l'envahissement de telle ou telle région.

HYSTÉRECTOMIE CÉSARIENNE TOTALE

Dystocie fibreuse. Grossesse à terme

Syn. : Caesarean panhystérectomy. — Kaiserschnitt mit Totalextirpation des Uterus.

Préparer la malade à l'opération qu'elle va subir, empêcher toute chance d'infection, opérer avant qu'aucune complication de l'accouchement ait pu se produire, une fois le bistouri en main sortir l'enfant aussi vite que possible, faire de l'hémostase préventive rapide, enlever l'utérus comme une tumeur dans sa totalité, lier tous les vaisseaux, refermer le péritoine pelvien, assécher l'excavation et la drainer s'il le faut, enfin suturer l'incision première, voilà, en quelques mots, l'hystérectomie césarienne totale.

Reprenons un à un ces différents temps de l'opération, et suivant l'usage examinons successivement les dispositions avant, pendant et après l'opération.

1° *Avant l'opération. — Préparation de la malade.*

On a fait un diagnostic exact de la lésion, on a reconnu l'impossibilité d'un accouchement par les voies naturelles pour un fœtus vivant. L'opération s'impose. Il s'agit de préparer la parturiente et le fœtus à cette intervention importante.

Hystérectomie sus-vaginale.

Opération de Porro.

FŒTUS A TERME. — DE 1890 A 1900.

OPÉRATEUR	DATE	OBSERVATIONS	RÉSULTATS	
			MÈRE	ENFANT
1 Von Ott.	1890	Gros fibrome de la portion sus-vaginale du col.	Guérison.	Survie.
2 Price J.	1891	Porro.	—	Enf² déjà mort.
3 Delagenière.	1892	Fibrome utérin enclavé. Porro.	—	Enfant vivant.
4 Black.	1892	Une semaine avant terme. Porro.	—	Survie.
5 Hermann.	1893	Fibrome de la paroi postérieure.	Mort.	Enfant putréfié.
6 Mayo Robson.	1893	Porro.	Guérison.	Survie.
7 Fernandes.	1893	Fibrome pelvien. Gros fibromes sous-péritonéaux. Porro.	—	Enf² déjà mort. Procidence du cordon.
8 Kelly.	1894	Pédicule interne.	—	Mort.
9 Elder G.	1895	Porro.	—	Survie.
10 Mayo W.-J.	1896	Porro.	—	—
11 Spencer.	1896	Tumeur pelvienne. Opération. Porro,	—	—
12 Worden.	1896	Énorme tumeur. Porro.	—	Mort.
13 Douglas.	1896	Tumeur à gauche.	—	?
14 Pollosson.	1896	Fibrome enclavé. Porro.	—	Survie.
15 Adenot.	1896	Porro.	—	—
16 Doléris.	1899	Porro.	—	Mort
17 Lepage.	1899	Porro.	—	Guérison.

Hystérectomie césarienne totale.

FŒTUS A TERME

OPÉRATEUR	DATE	OBSERVATIONS	MÈRE	ENFANT
1 Landau (*Berl. Klin. Woch.,* 1890, n° 52).	nov. 1890	Tumeur pelvienne.	Guérison.	Survie.
2 Fritsch (*Centr. für Gyn.,* 18-1891, p. 362).	av. 17 fév. 1891	Volumineux myome du col, maladie de Bright. Éclampsie.	Mort 6° jour.	?

OPÉRATEUR	DATE	OBSERVATIONS	RÉSULTATS	
			MÈRE	ENFANT
3 Smyly (*Lancet*, 9 juin 1894, p. 1450).	4 mai 1894	Ipare de 40 ans. Tumeur fibreuse de l'excavation Adhérences. Hystérect. abdom. vagin. Utérus double. Nombreux fibromes.	Guérison.	Survie.
4 Macks (*Festschrift für A. Martin*, 1894, p. 196).	1894	Opération au 7e mois.	Mort de septicémie 3e jour.	?
5 Guermonprez (*Bull. de l'Acad. de Méd.*, 1895, t. XXXIV, p. 204).	1895	Nombreux fibromes.	Guérison.	Survie.
6 Varnier et Delbet (*Arch. de Gynéc.*, 1897).	31 août 1896	Rétroflexion complète de l'utérus gravide à terme. Obstruction pelv. par fibrome adhérent. Hyst. abd. tot. sans césarienne.	—	Déjà mort.
7 Douglas (*Journ. Amer. Méd. Ass.-Chicago*, 1896, XXVII, 906).	1896	Fibrome intraligamentaire du côté droit. Placenta laissé dans utérus.	—	Mort après une inspiration.
8 Mouchet (*Annales de Gyn.*, 1897).	1897	Tumeur pelvienne. Opération après rupture des membranes.	—	Mort.
9 Boldt (*American J. of Obstetrics July*, 1898).	1897	Fibro-sarcome.	—	—
10 Jewett (*Americ. Gyn. and Obstetr. journ. N. Y.*, 1897, XI, p. 705-707).	1897	Procédé de Doyen. Tumeur remplissant les 2/3 inférieurs de l'utérus. Fœtus en position transverse.	Mort.	Survie.
11 Gutierrez (*Rev. de Gynécol.*, 1898, p. 615).	8 mai 1897	Opér. avant le travail. Fibrome enclavé.	Guérison.	—
12 Gutierrez (*Revue*, etc.)	1897	Fibrome enclavé.	—	—
13 Wertheim (*Wiener Med. Woch.*, 1899, n° 25, p. 681).	1899	Ipare 32 ans, en travail depuis 3 jours. Placenta gangrené. Tumeur volumineuse pelvienne.	—	Déjà mort.

La femme doit être mise en observation journalière pendant les deux derniers mois de sa grossesse. On lui assure une nourriture simple mais substantielle et, s'il existe un peu d'anémie, on institue un traitement médical approprié. Le repos au lit pendant la plus grande partie de la journée est encore le meilleur moyen d'améliorer l'état de ces malades, ainsi que le séjour dans une Maternité éloignée du centre des villes et où l'air présente par conséquent des qualités de pureté importantes dans ce cas.

L'examen des urines est pratiqué régulièrement toutes les semaines et, s'il y a de l'albumine, on les examine au microscope, on fait faire le dosage de l'urée, on en établit la densité de façon à se rendre compte du coefficient excréteur du rein.

L'état des poumons est scruté avec soin, la moindre lésion pulmonaire doit être dépistée. Toute tendance œdémateuse de la base des poumons est vérifiée et notée.

Ce qui est encore plus important c'est l'examen du cœur. Grossesse et fibrome, voilà deux facteurs capables de produire des modifications dans l'état de cet organe. Ce qu'on a surtout à craindre c'est la dilatation de cet organe, c'est la modification de la fibre musculaire. Un traitement approprié est institué si le besoin s'en fait sentir.

Préparation de la malade au point de vue de l'opération. Soins d'asepsie. État local. — Il ne suffit pas que la région abdominale soit nettoyée pour l'opération, il faut qu'une asepsie relative se fasse pour l'organisme entier. Nettoyage de la bouche et des dents, asepsie relative du tube digestif grâce à l'emploi de lavements, de purgatifs légers tous les cinq ou six jours, nettoyage de la peau par l'emploi de grands bains tous les trois ou quatre jours, antisepsie et asepsie des organes génitaux externes, injections biquotidiennes.

Environ quinze jours avant l'opération, il faut commencer l'asepsie du conduit vulvo-vaginal. Sans pouvoir atteindre à une asepsie aussi parfaite que celle que l'on obtient pour la paroi abdominale, il faut se pénétrer de cette idée que l'hystérectomie abdominale totale est une opération à deux incisions, l'une abdominale, l'autre vaginale, qui demandent une préparation presque identique et encore plus difficultueuse pour le vagin.

Pour l'abdomen il suffit de quelques bains savonneux avec frictions énergiques au savon de la région abdominale. Pour le vagin, il faut analyser minutieusement le passé gynécologique de la malade, s'inquiéter des écoulements plus ou moins suspects qu'elle a pu avoir et faire un examen exact et scrupuleux des glandes vulvo-vaginales, de l'urètre, du vagin et surtout du col. C'est là, en effet, le plus souvent le point limite des infections gonococciques, staphylococciques ou streptococciques. Il faut les en déloger, déterger ces foyers d'infections. On doit cultiver les écoulements, prélever une faible portion de celles-ci, reconnaître le degré de virulence des streprocoques ou des staphylocoques qui s'y trouvent, procéder en même temps à un nettoyage des culs-de-sac vaginaux, nettoyer le col avec des tampons d'ouate hydrophile imbibée d'éther iodoformé, employer même la glycérine iodée si le besoin s'en fait sentir et, en fin de compte, en procédant à des examens hebdomadaires des sécrétions vaginales, on reconnaît qu'on a pu ainsi diminuer la multiplicité des germes qui existent à ce niveau. Ces principes s'appliquent surtout aux femmes qu'on a l'occasion d'opérer dans des Maternités. Il est certain que lorsque la malade n'aura eu aucun écoulement suspect, que le col ne présente aucun signe d'endométrite, les précautions à prendre ne doivent pas être exagérées outre mesure.

Trois jours avant l'opération on donne un purgatif à la malade le matin, elle prend un grand bain le lendemain matin, sa nourriture est surveillée, on la rase l'après-midi, on lui donne un lavement légèrement purgatif vers cinq ou six heures, et on ne lui donne plus que du lait. Le jour de l'opération elle ne doit prendre qu'un peu de thé très léger trois heures avant l'intervention.

A quel moment doit-on opérer ? — En lisant l'observation de Mouchet, de Sens, on voit qu'il regrettait de ne pas être intervenu plus tôt, et comme le travail peut, dans certains cas, conduire à une hémorragie par insertion vicieuse du placenta, à une rupture prématurée des membranes, à la procidence du cordon, à la souffrance du fœtus, il vaut mieux se décider à opérer à heure et date fixes, en choisissant un jour qui se rapproche sensiblement de la date fixée par l'interrogatoire et par l'examen pour l'accouchement. On peut d'ailleurs, dans certains cas, prévoir l'accouchement par l'écoulement des glaires, par l'apparition de quelques douleurs vagues et peu intenses, mais il vaut mieux ne pas se fier à ces symptômes souvent trompeurs et inconstants.

Soins préliminaires immédiats.

La malade, comme je l'ai dit, a été rasée la veille, son abdomen lavé à la solution de savon avec une brosse stérilisée et cela sans trop d'énergie, puis recouverte de compresses aseptiques fixées en place par une ceinture. Le vagin est garni depuis quelques jours d'une mèche de gaze iodoformée qu'on change deux fois par jour après chaque toilette et injection. On fait un lavage au savon le matin du jour de l'opération, au moins deux heures avant celle-ci, et on introduit de nouveau une mèche qu'il est préférable de faire retirer avant d'opérer.

De cette façon, le vagin, sans offrir une propreté aussi complète que celle de l'abdomen, s'en rapproche sensiblement à ce point de vue.

Opération. — *Narcose.* Sauf contre-indication à tirer de l'état des bronches (lésions de bronchite ou de tuberculose), il est préférable d'administrer l'éther, surtout à cause de l'état du cœur, qui peut être atteint plus qu'on ne le croit.

Un aide est chargé de cette besogne et doit savoir le donner de façon à prévenir tout réflexe abdominal au moment des différents actes opératoires.

L'éthérisation de la malade doit se faire dans sa chambre au milieu d'un silence absolu.

Dès que la résolution est complète, on sonde la malade, on enlève rapidement la gaze vaginale. Un pansement à la ouate aseptique est appliqué sur la vulve.

La malade est transportée dans la salle d'opération, qui doit être chauffée à 28° et munie d'une table à pivot, qu'on peut monter et descendre à volonté et qui est de plus chauffée.

La malade est attachée et mise immédiatement en position de Trendelenburg. Après lavage de l'ombilic et de l'abdomen, on nettoie la peau avec du sublimé, de l'éther et de l'alcool, et on dispose le champ opératoire en se servant de compresses aseptiques sèches.

1er *temps. Incision et extraction de l'enfant.* — L'opérateur se met à droite de la malade et fait une incision allant de deux travers de doigt au-dessus de l'ombilic jusqu'à deux travers de doigt au-dessus du pubis.

L'utérus est énucléé en s'aidant des deux mains pendant que l'aide fait glisser les parois abdominales autour du globe utérin et les ramène en arrière. Il place immédiatement une large compresse aseptique sur le paquet intestinal et rapproche par trois larges pinces les parois abdominales dans la moitié supérieure de la plaie.

Deux autres compresses sont installées de chaque côté sur les bords de l'incision et, pendant que l'aide glisse ses mains en bas jusque sur le segment inférieur pour y comprimer l'utérus, l'opérateur incise franchement l'utérus sur la ligne médiane en empiétant sur le fond de l'utérus.

S'il rencontre le placenta, il le décolle, glisse rapidement la main à l'intérieur de la large fente ainsi produite et va chercher un pied du côté où le palper lui à indiqué le siège, sort l'enfant d'un seul geste, et laisse le placenta, à moins qu'il ne soit décollé en partie, auquel cas il plonge la main de nouveau dans l'utérus, le ramasse en un bloc et le jette de côté.

L'aide pendant ce temps a fait étau de ses mains sur le segment inférieur de l'utérus, en même temps qu'il fait basculer l'organe en avant et qu'il bloque par sa masse l'incision abdominale.

2e *temps. Enlèvement de l'utérus.* — L'aide enfonce deux larges pinces à kystes dans la paroi utérine au niveau de l'incision, en rapproche ainsi les bords, et soulève en masse l'utérus qui s'énuclée en partie de l'excavation, dans les cas les moins difficiles. A ce moment l'opération devient une simple hystérectomie avec cette différence que la vascularisation est beaucoup plus intense, et que le péritoine et les ligaments sont relâchés et facilement dissociables. Il ne s'agit pas d'enlever cet utérus d'un seul bloc sans hémostase préalable, l'hémorragie pourrait être formidable, il faut procéder avec méthode, pincer les vaisseaux, sectionner, dégager et répéter la même manœuvre plusieurs fois. Mais par quel côté commencer ?

On pourrait être tenté de commencer par le côté le plus difficile, ce serait augmenter les difficultés. On doit d'abord éliminer dans cette opération ce qu'il y a de plus simple, sectionner ce qui se présente le plus facilement aux ciseaux et au bistouri, car ainsi on aura libéré en partie la tumeur utérine de ses attaches et on pourra dégager celle-ci de plus en plus et attaquer l'endroit difficultueux avec plus de facilité.

C'est dire qu'on ne doit pas se servir d'un seul procédé, mais savoir les manier successivement et prendre à chacun ce qui peut servir dans l'opération que l'on entreprend. Section des deux ligaments larges, dédoublement de ces ligaments, ligature des utérines, bascule antérieure, bascule latérale, tous ces moyens sont bons et peuvent conduire à d'excellents résultats. Comment savoir choisir et quels principes doivent conduire le chirurgien dans son intervention ?

L'utérus gravide fibromateux débarrassé du fœtus est une masse plus ou moins arrondie, plus ou moins globuleuse allongée, reliée par quatre pédicules vasculaires importants au bassin, où il se trouve suspendu par un appareil ligamentaire comprenant supérieurement sur les côtés les deux ligaments larges et les ligaments ronds, plus bas la base des ligaments larges, les ligaments utéro-sacrés et utéro-vésicaux, le dôme vaginal. Toutes ces attaches doivent être sectionnées successivement, et l'hémostase assurée en même temps.

On doit donc faire le tour de l'utérus en liant, pinçant et sectionnant et en laissant pour la fin la portion la plus difficile.

Celle-ci se trouvera là où la masse fibromateuse prédomine.

On commence donc dans le méridien opposé, et on libère tout jusqu'à ce niveau. C'est dire que savoir s'il s'agit de commencer par tel ou tel cul-de-sac est inutile; on commence par le plus facile. Un exemple suffit : Supposons que la masse fibromateuse dystocique prédomine dans le ligament gauche. On sectionne d'abord ce qu'on peut du ligament large au-dessus de cette tumeur, après avoir lié l'utéro-ovarienne. On passe de l'autre côté, on descend progressivement jusqu'aux culs-de-sac, qu'on ouvre à tour de rôle en épargnant la collerette péritonéale nécessaire, on lie l'utérine, on fait basculer la tumeur du côté gauche et, suivant les facilités qu'on peut y trouver, on fait basculer la tumeur de haut en bas ou de bas en haut, en l'extrayant par un mouvement de légère torsion et d'énucléation qui varie suivant la forme de cette masse. Si la tumeur était antérieure, on emploierait plutôt le procédé de Doyen, plus commode dans ce cas, mais avec hémosstase préventive. Enfin si la masse proémine dans le cul-de-sac postérieur, on se verra bien obligé de faire tout ce qu'on peut en avant et sur les côtés, d'aller saisir le col et de faire sortir l'utérus par un mouvement de bascule et de torsion latérale.

Décrivons maintenant d'une façon générale la marche à suivre.

Ligature de l'utéro-ovarienne du côté le plus atteint. Pincement des vaisseaux du côté de l'utérus. Section entre les deux du ligament large jusqu'au-dessous de sa partie moyenne. On lie l'artère du ligament rond.

Opération identique de l'autre côté. On fait tendre un peu le ligament large par bascule latérale de l'utérus et on essaie de séparer les deux feuillets du ligament large avec deux doigts jusqu'à ce qu'on atteigne la gaine hypogastrique, comme le fait Terrier (thèse de Fredet). On incise ensuite le péritoine sur la face antérieure de l'utérus à deux centimètres au-dessus de la vessie, on décolle celle-ci jusqu'aux attaches vaginales. On agit de même en arrière en faisant correspondre et se raccorder toutes ces incisions. On fait soulever et tirer l'utérus du côté opposé par l'aide. On isole l'utérine de l'uretère et on la lie aussi haut que possible, sous le péritoine, de façon à oblitérer du même coup ses branches cervicales et vaginales longues. On n'a qu'à pincer du côté de l'utérus, à sectionner et à ouvrir le cul-de-sac. On va chercher la lèvre opposée du col que l'on saisit avec une large pince, on tient maintenant l'utérus par ses deux extrémités, le reste du travail est assez facile. On pourra continuer la bascule latérale, liant, pinçant et sectionnant l'autre artère utérine, et, coupant de bas en haut culs-de-sac et base du ligament large, on termine enfin le tour de l'utérus du côté où l'on a commencé. Ce procédé peut présenter des variantes que l'opérateur reconnaîtra utiles chemin faisant. Signalons-en un certain nombre :

1° Des trompes malades et prêtes à se rompre peuvent être enlevées immédiatement si elles sont gênantes ;

2° Une masse incluse dans le ligament large est quelquefois séparée des deux feuillets du ligament large, avant qu'on ne procède au reste de l'opération ;

3° Si la tumeur est postérieure et enclavée dans le bassin, il faut souvent la détacher par décollement digital. On doit éviter de produire des dégâts, et attendre qu'on ait terminé ailleurs avant de procéder à ce point difficile. Il faut pouvoir enlever la masse à ce moment en quelques instants.

Une fois la tumeur enlevée, il n'y a plus qu'à parfaire l'hémostase, refermer le péritoine, discuter l'utilité du tamponnement ou du drainage, le mettre en place s'il le faut et refermer la paroi.

Les grosses ligatures ont été faites chemin faisant avec du catgut de préférence. On les vérifie avec soin, on examine la tranche vaginale, on jette une ou deux ligatures sur les points qui saignent, on fait plusieurs surjets successifs au catgut sur les ligaments larges, on rapproche les parois vaginales par deux surjets sur la muqueuse ou quelques points séparés, mais on ne la ferme pas totalement, sauf lorsqu'il n'y a aucun suintement. On rapproche le péritoine par-dessus avec deux surjets latéraux. C'est le moment de discuter l'emploi d'un tamponnement ou d'un drainage.

Drainage. — Si l'asepsie préventive n'a pu être faite d'une façon sûre, si l'état du col est sujet à caution, le drainage est indiqué lorsqu'on voit se produire du suintement peu abondant. On introduit de haut en bas un drain en caoutchouc revêtu de gaze aseptique et on ne laisse passer par l'orifice vaginal à l'intérieur de la cavité péritonéale qu'environ deux à trois centimètres du tube revêtu de sa gaze qui ne doit présenter aucune bavure. Le mieux est de plier en deux ou en quatre la gaze et de placer le tube au centre comme on fait pour un Mickulicz. L'extrémité inférieure vaginale répond alors aux bords de section de la compresse.

Tamponnement. — Mais s'il s'agit d'un fibrome enclavé dans le bassin, dont la décortication a amené un suintement sanguin assez notable, que la tranche vaginale inspire quelque inquiétude, il ne faut pas hésiter à faire un large tamponnement abdominal cette fois-ci. On disposera le sac à la Mickulicz et on mettra à son intérieur, non pas une ou deux faibles lanières, mais trois, quatre, cinq lanières substantielles qu'on disposera avec méthode et qu'on doit numéroter ou du moins reconnaître dans l'ordre où elles ont été mises.

L'excavation pelvienne a, naturellement, été déjà abstergée avec des tampons à la gaze, on dispose la compresse à intestin, on change le champ opératoire rapidement et on fait la suture de la paroi abdominale à trois plans avec les variantes que l'on désire employer (sutures au catgut, à la soie, suture intradermique ou sutures à un seul étage avec des fils d'argent). La malade est reportée dans son lit, entourée de Boules d'eau chaude, sa tête mise de côté sans l'emploi d'un traversin et un aide reste auprès d'elle pour la surveiller. Si l'hémorragie a été tant soit peu considérable, on fait immédiatement, avant qu'elle ne se réveille, une injection de sérum de 300 grammes.

Soins consécutifs. — On donne à boire à l'opérée, au bout de quelques heures seulement. Un peu de thé léger chaud est utile et peut empêcher les vomissements encore mieux que le lait, le champagne ou le lait glacé.

Au bout de 48 heures on enlève la gaze vaginale ou abdominale, on rapproche les bords de la plaie abdominale si celle-ci n'a pas été complètement suturée. Lavement légèrement purgatif le lendemain soir de l'opération, purgatif le surlendemain matin.

On enlève les fils au 9e, 10e jour et on augmente progressivement la nourriture de la malade à partir du 11e ou 12e jour. La convalescence est le plus souvent rapide.

Durée de l'opération. — Un point important dans toute opération abdominale est celui de la durée de l'opération. Il faut autant que possible faire vite et faire bien. Il est difficile de fixer à l'avance la durée de chaque temps opératoire, car les obstacles qu'on peut rencontrer varient suivant les cas et allongent d'autant l'opération. Boldt, dans la description qu'il donne de son intervention, dit qu'il mit pour extirper l'utérus douze minutes à partir du moment où il fit la première incision. L'opération dura en tout 50 minutes. Celle-ci doit en effet être faite en moins d'une heure à moins de grosses difficultés. Il suffit de charger l'aide qui s'occupe de la narcose d'indiquer la marche du temps pour ne pas négliger une certaine célérité, ni trop se hâter de crainte de s'être attardé.

Analysons rapidement ces observations :

1. — Landau présenta une pièce anatomique provenant d'une femme opérée au terme de la grossesse pour dystocie causée par un fibrome rétro-cervical. Il enleva l'utérus et les annexes. L'enfant vécut et la femme quitta l'hôpital au bout de trois semaines et demie.

2. Fritsch indique qu'il se trouvait en présence d'un volumineux myome du col chez une femme atteinte de maladie de Bright et d'éclampsie. Il fit l'extirpation totale de l'utérus après section césarienne et la malade mourut le sixième jour des suites de l'opération ou bien à cause de l'état de ses reins.

3. Smyly fit une hystérectomie abdomino-vaginale. L'utérus était farci de fibromes et on sentait au toucher une masse dure gênant l'engagement. D'après sa description, l'opérateur dut laisser des clamps à demeure sur les ligaments larges.

4. Macks opéra au septième mois. Sa malade mourut.

5. Guermonprez fit l'hystérectomie chez une primipare de 37 ans, en travail depuis deux jours. Les membranes étaient rompues. Il y eut hémorragie pendant l'opération. La mère et l'enfant guérirent.

6. Varnier et Delbet ont publié dans les *Archives de gynécologie* une observation où l'utérus gravide se trouvait en rétroflexion complète. Il s'agissait d'une primipare. L'opération fut entreprise après la mort de l'enfant et dura une heure. L'utérus ne fut pas ouvert.

7. Douglas eut aussi une guérison. Il laissa le placenta. L'enfant ne fit qu'une respiration. L'opérateur commença par le côté où se trouvait la tumeur. Il eut de la peine à lier l'artère utérine par suite de l'existence de tissu paramétritique.

8. L'observation de Mouchet, très complète, a été rapportée par M. Pinard à l'Académie de médecine. Il s'agissait d'une XIIpare qui entra à la Maternité de Sens. L'opération ne fut faite que dix heures et demie après la rupture des membranes, alors que les battements du cœur étaient affaiblis et le liquide amniotique teinté de méconium. L'enfant présenta des symptômes asphyxiques et mourut au bout de 30 heures. La femme se leva au 16ᵉ jour.

9. Boldt opéra chez une primipare âgée de 30 ans présentant de l'atrésie vaginale et un fibrosarcome (Dʳ Brooks). L'intervention fut pratiquée environ dix à quinze jours avant terme et dura 50 minutes. La durée de l'extirpation de l'utérus fut 12 minutes. Les artères furent liées au catgut fin. L'enfant mourut le 11ᵉ jour.

10. Jewett intervint chez une femme très affaiblie, dont la grossesse n'était pas tout à fait à terme. La mort survint 36 heures après l'opération. L'enfant vécut. La masse fibreuse remplissait les deux tiers inférieurs de l'utérus. Le col était dilaté comme une petite paume de main et la tumeur proéminait de deux centimètres à travers celui-ci.

11-12. Ces deux observations sont dues à Gutierrez, professeur de gynécologie à Madrid. Il intervint chaque fois avant terme et avec succès complet.

13. Wertheim opéra une primipare de 32 ans. Le travail durait depuis trois jours, le petit bassin était rempli par une tumeur volumineuse et solide, l'enfant paraissait mort. L'opérateur ouvrit l'utérus. Une odeur nauséabonde s'en échappa, le placenta était gangrené. La guérison eut lieu.

Statistique. — Il est difficile de faire une statistique avec 13 cas. On voit qu'il y eut trois morts, qui s'expliquent par l'état des reins, pour la malade de Fritsch, l'infection pour celle de Macks, et l'affaiblissement pour la malade de Jewett. On peut donc dire qu'en opérant bien et à temps, on doit avoir une mortalité égale ou inférieure à celle des fibromes en général. D'ailleurs celle-ci n'est que de 25 pour 100.

Quant aux enfants, sur 8 observations où l'indication est donnée, on a cinq survies. L'étude de ces cas démontre l'avantage immense à faire l'opération avant le début du travail, et à choisir le moment opportun où l'on peut disposer d'aides et de moyens d'action suffisants.

En ajoutant les 17 cas d'opération de Porro on a sur 30 interventions ; 4 morts, soit 13 pour 100 de mortalité maternelle et sur 18 enfants nés vivants, 5 morts, soit 28,5 de mortalité fœtale.

DES INTERVENTIONS CHIRURGICALES SUR LES FIBROMES GRAVIDIQUES DANS LES SUITES DE COUCHES

Nous avons affaire ici à une catégorie de faits dont l'étude est compliquée par deux phénomènes qui s'observent souvent dans les suites de couches : l'hémorragie et l'infection. On peut exceptionnellement il est vrai, et c'est le cas dans l'observation I, voir ces troubles de compression persister et conduire à une terminaison fatale.

Le plus souvent la tumeur diminue de volume, grâce au travail de résorption qui se fait, puis peu à peu elle peut arriver à avoir un volume si minime qu'elle est à peine perceptible.

Lorsque l'accouchement est terminé, qu'aucun symptôme alarmant ne se déclare, hémorragie sérieuse, rapidité du pouls au deuxième jour, température anormale au 3e jour, maux de tête, insomnie, anorexie, frissons, écoulement suspect, on ne doit rien entreprendre pendant cette période, et laisser la nature produire tout ce qu'elle peut. On n'interviendrait à ce moment que si quelque symptôme alarmant commandait une intervention immédiate.

Il y a à reprendre toute la série des interventions chirurgicales qui ont été indiquées pendant la grossesse. Les plus simples, l'ablation d'un polype, l'excision d'un fibrome du col, tout aussi bien que la myomectomie abdominale, l'hystérectomie vaginale ou abdominale peuvent être nécessaires. Une mention doit être faite pour un accident rare qui survient quelquefois : la rupture utérine dans un utérus fibromateux. En pareil cas le mieux est d'opérer immédiatement de crainte de voir une infection péritonéale s'installer, comme c'est le cas dans une observation de M. Delagenière.

Je donne ici une observation de M. Doléris ayant trait à une myomectomie abdominale à la suite d'un avortement :

Sixième Observation

Fibromes multiples, obstruction du col, par un nodule pariétal. Grossesse de deux mois environ. Avortement à évolution prolongée. Hémorragies graves. Évacuation de l'utérus. Myomotomie. Guérison.

Mme S..., âgée de 37 ans, entre à la maternité de l'hôpital Boucicaut, le 31 janvier 1899, perdant du sang en abondance et souffrant de violentes coliques utérines.

Antécédents héréditaires. — Du côté du père et de la mère, tares dégénératives. Le père est mort d'une affection chronique du foie avec ictère ; la mère est affectée d'une maladie cérébrale ancienne : hémiplégie gauche d'abord, puis, paralysies de siège variable et, finalement, signes de ramollissement chronique. Depuis 1877, on a constaté chez elle la présence d'une tumeur fibreuse de l'utérus.

La malade compte cinq sœurs, dont l'une est morte à 13 ans, de fièvre typhoïde et une, à 42 ans, du diabète. Une troisième est affectée d'un fibrome utérin ; la quatrième, de surdité. Je lui donne actuellement des soins pour les hémorragies utérines, profuses qui sont liées aux troubles de la ménopause et surtout à une dégénérescence fibro-myomateuse diffuse de la matrice. Elle est âgée de 47 ans. La cinquième est bien portante. Un seul frère, mort à 2 ans et demi de méningite.

Antécédents personnels. — La malade a été atteinte de bronchite capillaire, à 3 ans, et de rougeole à 5 ans.

Réglée à l'âge de 15 ans, elle a toujours souffert au moment de ses époques qui apparaissaient, d'ailleurs, avec abondance et régularité et duraient 3 à 4 jours.

À l'âge de 25 ans, elle a souffert d'une crise de rhumatisme aigu généralisé.

En 1897, elle eut un arrêt brusque des règles, suivi de ménorrhagie.

Tout rentra dans l'ordre jusqu'en décembre 1899. Elle s'était mariée, entre temps, en mai 1898. Ce mois-là, elle ne vit pas ses menstrues revenir. Le 10 janvier, elle fut prise d'une hémorragie qui se renouvela, le 29 du même mois. Le mari raconte qu'il fallut changer deux draps et deux serviettes. Il fallut faire un tamponnement vaginal. Les douleurs étaient surtout vives du côté de l'abdomen.

Elle entre dans mon service deux jours après.

Au palper, on sent une tumeur qui, au premier abord, semble, par sa partie supérieure, faire corps avec la paroi abdominale et qui remonte à gauche, un peu au-dessus de l'ombilic. On peut s'assurer, cependant, qu'elle est légèrement mobile, par des mouvements de bascule de gauche à droite. Une deuxième tumeur, plus petite, globuleuse, qui s'isole bien de la paroi, fait saillie à droite, au-dessus du pubis. Toutes les deux sont régulières, de consistance dure, fibreuses à n'en pas douter, et séparées par un sillon.

Ces deux masses se fusionnent en bas avec le corps de l'utérus, que le toucher et le palper combinés permettent de reconnaître, augmenté notablement de volume et remplissant l'excavation pelvienne. Il s'évase, à sa partie supérieure et on sent un nodule fibreux faisant saillie sur la paroi interne de l'isthme.

La malade, comme il a été dit, a des douleurs expulsives et des pertes de sang. L'interrogatoire ne nous apprend pas qu'il y ait eu expulsion d'un fœtus ou de parties placentaires. Toutefois, l'évidence même d'un avortement en train de s'effectuer, nous autorise à pousser l'examen plus avant.

L'hystéromètre, poussé dans le col, avec les plus grandes précautions, est arrêté à quatre centimètres par un nodule fibromateux qui l'obstrue presque complètement et que nous n'essayons pas de dépasser.

La malade fut mise au repos.

Un nouvel examen, pratiqué le 5 janvier, et deux autres le 8 et le 12 février, permirent de préciser encore mieux la situation. La paroi abdominale étant moins tendue, la tumeur fibreuse gauche parut plus mobile, même pédiculée. Le corps de l'utérus volumineux et mou tranchait bien, par sa moindre consistance, avec les deux tumeurs accessibles par le palper abdominal. L'écoulement du sang continuait et la malade allait s'affaiblissant.

Quelques fragments nombreux avaient été expulsés. Il n'y avait aucune raison de persister dans l'expectation. Le Dr Dey..., cousin de la malade, qui me l'avait confiée, insista pour une intervention immédiate et nous décidâmes de pratiquer, d'abord, l'évacuation de l'utérus subordonnant l'opération radicale aux indications:

Le 13 février, tout étant préparé pour le curettage et la laparotomie, la malade est endormie par le chloroforme.

TURNER.   13

Du sang noir, sirupeux, découle du col, dont la portion cervicale est ramollie, dilatable.

Dilatation avec les bougies de Hégar. L'orifice interne est résistant : le trajet cervical forme un canal de 6 centimètres de long, rigide dans son tiers supérieur et obstrué par la saillie d'un petit noyau fibromateux, en avant et au niveau de l'orifice externe. Deux larges incisions latérales sont pratiquées sur le col et, après l'introduction successive des plus fines bougies de Hégar on arrive à des calibres assez forts, mais non sans effraction des tissus. Enfin, la bougie de Hégar de 18 millimètres, est introduite et un petit écouvillon pénètre aisément. Il ramène des caillots, des fragments de placenta et des débris du fœtus. Curettage, lavage de l'utérus et tamponnement intra-utérin à la gaze iodoformée, créosotée.

Le Dr Dev... insiste alors pour que l'on profite de ce que la malade est endormie pour que la laparotomie soit pratiquée extemporanément, afin d'extraire les tumeurs fibreuses. La paroi abdominale est incisée et la cavité mise à découvert.

On tombe immédiatement sur une tumeur oblongue, pédiculée, du volume d'une tête de fœtus, à terme, insérée sur la corne gauche de l'utérus. La tumeur, du côté droit, est sessile et en grande partie intra-pariétale. Excision et énucléation. Les sutures et les ligatures sont faites à la soie. Section au thermocautère. L'utérus, renfermant d'autres nodules fibreux, de petit volume inclus plus ou moins profondément dans le muscle, et l'organe lui-même n'offrant pas de grosses dimensions, nous procédons à la castration bilatérale.

Cette opération, qui m'a donné, dans des cas semblables, de très bons résultats, me paraissait offrir l'avantage d'un traumatisme moindre que l'hystérectomie, ce qui n'était pas à dédaigner, vu l'état de la malade.

Suture de la paroi abdominale, en plusieurs plans.

Suites tout à fait normales, sauf quelques phénomènes réactionnels durant les trois ou quatre premiers jours. La température est restée entre 37 et 37°,5.

La malade quitte le service au bout de vingt-sept jours, en très bonne santé.

L'examen des annexes ne montre rien de particulier, le corps jaune siégeait sur l'ovaire gauche.

Depuis sa sortie Mme S... s'est toujours bien portée. Revue trois mois après l'opération, elle nous apprend que les règles ne sont plus revenues mais qu'elle souffre de troubles nerveux, bouffées de chaleurs, oppressions, etc. On lui recommande l'hydrothérapie. L'utérus a diminué de moitié et ne dépasse guère le volume d'un utérus normal.

Aujourd'hui, elle va très bien. L'utérus est petit. Aucun trouble persistant. Il paraît ne plus rester aucune trace de fibrome. L'aménorrhée est complète.

Réflexions. — Dans ce cas, la disposition du trajet cervical était telle, en raison de l'obstruction de l'orifice interne du col, et de l'infiltration fibromateuse de la paroi, qu'on se rend compte des phénomènes passés et de ce qui serait advenu dans la suite.

Il est vraisemblable, en effet, que les deux hémorragies graves que la malade a subies, l'une au commencement de janvier, l'autre à la fin du même mois étaient bien l'indice du décollement de l'œuf survenu sous l'influence des poussées congestives occasionnées par le développement rapide des fibromes. L'œuf, ainsi que l'état du placenta et des débris fœtaux l'ont montré, était bien mort depuis cette époque et néanmoins aucun phénomène d'expulsion ne s'était produit, aucune modification du segment cervical supérieur n'était survenu au cours des 5 semaines qui ont suivi. Tout au contraire, le tissu de l'isthme utérin et du col était rigide, résistant à la pénétration des sondes et il a fallu user d'incisions profondes et de violence pour le traverser.

Livré à lui-même, l'avortement aurait très probablement occasionné de telles hémorragies que la malade aurait été amenée à un état très grave et aurait peut-être même succombé. L'infection, évitée jusque-là, restait un danger surajouté au premier.

C'était donc là un cas d'intervention inévitable, en tout état de cause, du fait seul des accidents de la fausse couche. Et il est juste de faire cette remarque que, dans des cas analogues, si la fécondation a été possible, grâce à une perméabilité suffisante du col, malgré la présence des fibroïdes pariétaux, le rapide accroissement de volume de ces derniers, dans la région occupée par eux, doit nécessairement avoir créé une obstruction dès les premières semaines de la gestation. C'est en quelque sorte une soupape qui se referme. C'est ainsi que les choses ont dû se passer chez notre malade, et c'est une considération qui doit être mise en relief pour les tumeurs occupant ce siège spécial.

La légitimité de l'intervention radicale peut, croyons-nous, être judicieusement déduite d'un tel état de choses. C'est, pour le moment, le seul point que nous veuillions préciser.

Indications opératoires. — Que de telles interventions presque immédiates soient indiquées et que les hémorragies de la délivrance puissent dans des cas extrêmement rares nécessiter l'hystérectomie vaginale ou plutôt abdominale, il n'y a pas à douter et l'observation suivante due à Kleinwächter le démontre. Il s'agissait d'une primipare de 30 ans, atteinte de fibrome utérin qui eut après un accouchement long une violente hémorragie qui ne put être arrêtée que par le tamponnement intra-utérin. La mort survint une heure après la délivrance et à l'autopsie on reconnut l'existence d'un gros myome interstitiel de la paroi postérieure de l'utérus. Dans ce cas aucune intervention de cette nature n'aurait pu sauver la malade.

La première chose à faire quand on a affaire à une hémorragie de la délivrance, c'est de faire un diagnostic suffisant, et c'est au cours même du traitement, alors qu'on pratique le massage extra et intra-utérin et qu'on fait les injections chaudes, qu'il est possible de reconnaître l'existence de la masse fibromateuse. Diagnostic et traitement marchent de pair ; si la masse est facile à énucléer, ou s'il s'agit d'un polype, il faut, séance tenante, enlever le fibrome et laisser s'il le faut une pince à demeure sur le pédicule. D'autres fois, lorsqu'on a dû énucléer un fibrome inclus dans le col, on fait la suture immédiate au catgut, mais ces fibromes ne commanderaient guère une intervention pour hémorragie, mais plutôt pour sphacèle ou infection. Haliday Croom a étudié les différentes observations éparses dans la science médicale de polypes fibreux compliquant le puerpérium et il a obtenu un total de 21 cas qui se répartissent de la façon suivante :

1° Expulsion de tumeurs non gangréneuses, sans le secours artificiel, 5 cas.

2° Expulsion de tumeurs sphacélées, 5 cas.

3° Extirpation de tumeurs gangréneuses ou non compliquant la période puerpérale, 10 cas.

L'auteur recommande d'ailleurs l'extirpation immédiate des polypes dans les cas où l'opération est aisée pour prévenir la possibilité de la gangrène et de la résorption consécutive. La prudence est nécessaire dans les cas où la tumeur n'est pas pédiculée et lorsque la base présente une surface large propre à être envahie par les processus gangréneux. L'antisepsie la plus rigoureuse doit être observée. Dans un cas d'hémorragie Ruge fendit la capsule d'enveloppe du myome, qui était interstitiel, et l'énucléa. L'hémorragie s'arrêta.

Si des phénomènes de sphacèle ou d'infection se manifestaient dans les suites de couches, il ne faudrait pas tarder à enlever la masse, si elle est facilement énucléable, à nettoyer exactement la cavité utérine soit avec l'écouvillon, soit avec la curette, soit avec de la glycérine créosotée suivant l'époque à laquelle remonte l'infection et l'élément pathogène qui en est cause (c'est là d'ailleurs tout un chapitre bien trop vaste pour être étudié ici puis on drainerait largement la cavité utérine, si on craignait un écoulement purulent, ou bien on la tamponnerait soigneusement s'il s'agissait plutôt d'hémorragie, en ayant bien soin d'imbiber légèrement la gaze iodoformée de glycérine créosotée. Il ne faudrait pas laisser en place ce tamponnement plus de 24 ou 36 heures, et c'est là une règle pour l'utérus après l'accouchement à terme.

Hystérectomie vaginale. — Quelquefois la tumeur infectée a des proportions si considérables, et empiète tellement sur la substance utérine, que ce serait ajouter à la gravité de l'opération, que de la faire incomplète. Il faut extraire tout l'utérus et c'est la conduite suivie par Faguet dans un cas de polype sessile intra-utérin. Cette masse infiltrait profondément la paroi utérine et une fois la section bilatérale du col faite, il fallut se résigner à enlever l'utérus dans sa totalité.

C'est une opération très recommandable lorsque l'utérus est facilement abaissable, de volume médiocre et le vagin large et dilatable.

M. Baudron fit au mois d'avril dernier dans le service de M. Doléris une opération de cette nature sur un utérus fibromateux à la suite de l'avortement. L'observation est rapportée par M. Doléris dans ces termes :

SEPTIÈME OBSERVATION

F..., Marie, 25 ans, domestique, entre à l'hôpital Boucicaut le 14 avril 1899.

Antécédents héréditaires sans intérêt.

Aucune maladie antérieure à noter.

Réglée à 13 ans, et depuis cette époque, menstrues régulières.

Depuis 1893, elle est devenue très nerveuse ; la menstruation a pris un caractère douloureux. Parfois douleurs vives en dehors de cette période ; leucorrhée abondante. Le 8 février dernier elle a eu ses règles comme à l'ordinaire ; peu après, elle a éprouvé des douleurs abdominales plus vives, des nausées et des vomissements.

Le 21 mars et durant les 15 jours suivants, la malade a perdu de l'eau, du sang et sans discontinuer une sérosité rougeâtre très abondante au milieu de douleurs continues.

Le 9 avril, dans la nuit, perte de sang rouge liquide mélangé de caillots.

L'hémorragie devient assez abondante pour nécessiter l'entrée de la malade à l'hôpital. Elle est envoyée par le Dr Baudron, mon collègue.

Je l'examine aussitôt : Elle est pâle et assez déprimée.

L'utérus remonte tout près de l'ombilic. Il paraît notablement plus volumineux que dans une grossesse de 6 semaines.

Au toucher, on sent, en arrière immédiatement sous le doigt, occupant le cul-de-sac de Douglas et remplissant le bassin, une tumeur du volume d'une grosse orange, molle et résistante, au point qu'on aurait pu la prendre pour une tumeur kystique. Néanmoins, il me paraît qu'elle fait corps avec la paroi postérieure de l'utérus et qu'aucun sillon n'existe qui permette de la délimiter d'avec cette paroi. Elle n'est nullement mobile. Le col est reporté en haut et en avant vers la symphyse pubienne à laquelle il semble accolé. On reconnaît que l'orifice externe est légèrement entr'ouvert, que le conduit cervical est long et que la masse totale de l'utérus occupe dans l'abdomen une situation anormalement élevée, ce qui explique l'apparente disproportion de son volume par rapport à une grossesse d'un mois et demi. L'index pénètre dans le col et rencontre à peu de distance des débris mous ; ce sont des caillots anciens.

Il est avéré par les renseignements recueillis que l'avortement s'est effectué en totalité ou du moins en grande partie.

Il n'existe aucun signe d'infection.

L'exploration du col et de la cavité utérine est en quelque sorte rendu impossible par le siège déjà anormal du museau de tanche, foyer inaccessible à tout instrument et que je ne réussis pas à abaisser avec la pince à traction.

Un examen plus circonstancié était indispensable.

Examen sous le chloroforme :

Le 18 avril, la malade perdant toujours du sang, depuis son entrée, est endormie. L'abaissement du col est effectué assez malaisément. L'hystéromètre pénètre à 11 centimètres, à la condition de l'introduire fortement recourbé, et en ayant soin de diriger la concavité de la courbure en arrière, comme dans un utérus rétrodévié. On obtient cette dimension dans l'axe médian. Si on incline l'instrument vers la corne droite, on pénètre à 14 centimètres environ. Il est déjà vraisemblable que la paroi postérieure de l'utérus, distendue par le myome, bombe fortement en avant vers la cavité et que celle-ci décrit un axe courbe concave en arrière. On sait, de plus, qu'il existe un diverticule assez profond vers la corne droite.

La dilatation avec les bougies de Hégar est poussée jusqu'au n° 24. Le toucher intra-utérin permet alors de préciser minutieusement le diagnostic. La position de la tumeur est reconnue : elle occupe la paroi postéro-latérale gauche de l'utérus et paraît développée aux dépens de la moitié inférieure du corps de l'utérus, sur lequel elle est appliquée par une large base d'implantation. Elle se prolonge en bas de façon à distendre notablement le cul-de-sac de Douglas.

Par le toucher rectal, on tombe directement sur le fibrome. Le rectum est fortement aplati.

Le volume de la tumeur dépasse assez sensiblement celui qu'on lui avait primitivement attribué. Sa surface est régulièrement sphéroïdale et sa consistance légèrement ramollie par rapport à la dureté habituelle des fibromes.

La curette promenée dans le fond de la cavité utérine détache et ramène des caillots anciens un peu odorants, dont quelques-uns déjà décolorés qui se trouvaient retenus dans le diverticule formé par la corne droite. Point de débris membraneux. L'opération n'est pas poussée plus loin vu la difficulté extrême de diriger l'instrument avec sécurité.

Après cette évacuation, la masse utérine semble avoir diminué d'au moins le tiers de son volume.

Irrigation intra-utérine, mèche iodoformée à demeure.

Le traitement fut très simple dans les jours qui suivirent. On se borna à des lavages et des tamponnements vaginaux avec de la gaze iodoformée. Les suites furent tout à fait régulières et sans la moindre réaction fébrile.

Pendant les trois semaines qui suivirent, c'est-à-dire jusqu'au 12 mai, la malade perdit d'une façon intermittente un liquide à peine teinté. La masse fibreuse ne diminua pas de volume, le bord supérieur de l'utérus restait élevé, quoique son bord supérieur fût descendu de trois travers de doigt environ. Le col conservait sa position derrière la symphyse.

La constipation était très difficile à vaincre par des purgatifs et des lavements. Le 12 mai, légère perte de sang précédée de douleurs. Injections vaginales chaudes prolongées. L'hémorragie s'arrête le 16 pour recommencer le 19 plus abondante et avec des douleurs plus vives. La malade est extrêmement nerveuse. Elle le devient encore davantage à partir du moment où on lui parle de l'éventualité d'une opération.

Les pertes de sang persistent d'une façon intermittente, sans caractère réellement alarmant, mais suffisantes pour amener un certain affaiblissement général.

Qu'on dût les attribuer à la tumeur elle-même ou à la rétention de quelques débris ovulaires ou déciduaux qui n'avaient pu être atteints par la curette en raison des difficultés signalées plus haut, ces pertes constituaient une indication précise d'intervenir. Il faut ajouter que la longue expectation de près de six semaines, n'avait amené aucune diminution dans le volume de la tumeur, ce qui, semble-t-il, aurait du se produire si l'involution avait suivi sa marche normale. On pouvait donc attribuer le défaut de régression tout à fait insolite, dans ce cas, à la persistance dans l'utérus de parcelles placentaires abortives ou de caillots organisés.

J'invitai M. Baudron qui m'avait adressé la malade à pratiquer l'hystérectomie vaginale dont nous avions discuté les indications et que nous avions reconnue nécessaire d'un commun accord. Je lui servis d'aide dans la circonstance. L'opération eut lieu le 30 mai.

Elle fut rendue un peu plus laborieuse qu'elle ne l'est habituellement à cause de l'extrême friabilité de la tumeur qui se déchirait sous la pression des pinces. L'utérus lui-même cédait à la moindre traction des instruments. La fragmentation fut opérée de propos délibéré.

1° L'utérus fragmenté était d'un examen difficile. Il fut aisé néanmoins de constater qu'il n'existait réellement pas de fragments placentaires dans le fond de sa cavité. Mais la muqueuse en était énormément épaissie, de couleur pâle, peu vasculaire, avec quelques tractus sanguins coagulés et adhérents en des zones d'infiltration apoplectique. La paroi musculaire était de même apparence et d'une friabilité qui ne se pouvait comparer qu'à celle de l'utérus en état de subinvolution, ou des parois hypertrophiées d'une trompe gravide après la rupture.

L'aspect de la tumeur était analogue; le tissu s'écrasait sous les doigts comme le tissu sarcomateux; il était très infiltré de liquide, succulent et aréolaire par places. La tranche, loin d'avoir l'apparence lisse et nacrée du fibrome ordinaire était d'un blanc mat légèrement jaunâtre. Cependant l'examen histologique montra qu'il s'agissait bien d'éléments musculaires jeunes pour la plupart, avec ectasie lymphatique très prononcée et nulle part dans cette substance tout à fait homogène on n'apercevait de nodules fibreux isolables. Il s'agissait donc d'un nodule unique singulièrement hypertrophié, dont les éléments paraissaient avoir subi une certaine dégénérescence sans mélange cependant de tissu sarcomateux.

L'examen bactériologique ne fut malheureusement pas fait. Les suites de l'opération furent marquées par des réactions nerveuses très vives pendant les premiers jours. Les pinces avaient été enlevées au bout de 36 heures.

Le 4ᵉ jour, la température monte subitement à 38°,6 et le pouls à 160. Cet état révélait un certain degré de choc, plutôt que des accidents, la

péritonite septique. Le ventre était très peu météorisé d'ailleurs, et tou
à fait indolore.

Le 4e jour, après un traitement approprié, notamment de copieuses
injections de sérum par la voie hypodermique, tout était rentré dans
l'ordre.

Le choc ici s'accordait bien avec les troubles nerveux, inquiétude,
oppression extrême, hoquet, subdélire apyrétique qui existaient dès le lendemain de l'opération et qui reparurent à une phase assez éloignée, vers
le 26e jour. A ce moment la malade fut prise de crises nerveuses avec
cris et larmes, troubles psychiques; et quelques jours plus tard il s'y
ajoute une véritable paraplégie hystérique. L'état local était excellent.
Il le resta toujours depuis, mais les phénomènes névropathiques quoique
fort atténués persistèrent encore longtemps.

Lorsque la tumeur ne produit non plus des symptômes d'hémorragie ou d'infection, mais des accidents de péritonisme et
que la tumeur semble augmenter, on est conduit à faire la
coeliotomie et à extirper la masse fibreuse ou l'utérus tout entier. Dans l'observation signalée par Boureart de Genève, on
avait cru à un kyste de l'ovaire, on enlève un fibrome sessile
en entamant légèrement la paroi utérine. On fit une suture de
la muqueuse, du pédicule et du péritoine. L'hémorragie fut
assez considérable et nécessita trois étages de ligatures sup-
plémentaires du pédicule. C'est encore un des nombreux
exemples qui démontrent que lorsqu'on se met à faire une ova-
riotomie, il faut préparer la malade et disposer tout comme si
on aurait à faire une hystérectomie abdominale. Cette opération aurait été mieux indiquée dans le cas de Boureart. Man-
giagalli fit une fois la laparotomie dix-neuf jours après l'accouchement pour extirper des fibromes qui ne disparaissaient
pas. Les détails manquent pour indiquer quel fut le résultat
ultime et s'il y eut apparition de fibromes plus tard chez cette
malade qui guérit d'ailleurs. Il semblerait aujourd'hui mieux
indiqué d'extirper l'organe dans sa totalité.

C'est d'ailleurs là une opération entreprise plusieurs fois
dans ces dernières années. J'ai pu en rassembler sept cas qui
sont les suivants :

1er cas. — Cameron. J. C., 1889. Dans ce cas le travail avait duré 50 heures; il y eut des complications septiques et on fit la section abdominale. Il ne ressort pas de l'observation qu'on ait fait l'hystérectomie. Mort.

2ᵉ *cas*. — Croom, 1892. Large tumeur fibro-kystique. Accouchement à 7 mois d'un enfant mort. Utérus bicorne. Pédicule externe. Guérison.

3ᵉ *cas*. — Croom, 1892. Avortement de 4 mois. Tumeur fibreuse. Hystérectomie. Guérison.

4° *cas*. — Treub, 1894. Utérus fibromateux infecté à la suite d'un accouchement gémellaire non suivi de l'expulsion du placenta. Hystérectomie vagino-abdominale totale. Durée : une heure. Mort cinq heures après.

5ᵉ *cas*. — Treub, 1894. L'auteur ne fit que la marsupialisation. Guérison.

6ᵉ *cas*. — Mann, 1896. Avortement provoqué à 4 mois. Utérus développé comme utérus à terme. Infection. 10ᵉ jour, hystérectomie. Mort.

7ᵉ *cas*. — Delagenière, 1897. Rupture utérine dans utérus fibromateux. Infection. Hystérectomie subtotale. Mort.

Les résultats ne sont certainement pas favorables, mais pareil fait est dû souvent au retard qu'on met à opérer. Dans tout utérus fibromateux infecté il n'y a pas à compter avec des demi-mesures. Dès que les symptômes d'infection se déclarent, il ne faut pas hésiter, mais pratiquer sur-le-champ une hystérectomie totale avec drainage.

CONCLUSIONS

1. — Les fibromes gravidiques, rares avant 3o ans, ont, à partir de cet âge, une fréquence relative assez considérable surtout chez les primipares. Ils donnent lieu, dans certains cas, à des accidents ou à des complications de nature diverse qui se produisent soit pendant la grossesse et l'accouchement, soit dans les suites de couches.

2. — Il est rare que les fibromes gravidiques nécessitent une intervention chirurgicale. Celle-ci est commandée par les intérêts de la mère, par les intérêts de l'enfant ou bien par les intérêts de la mère et de l'enfant.

3. — Le choix de l'intervention dépend de la période à laquelle on intervient et de la variété de fibrome qui est en cause.

4. — *Pendant la grossesse :*

On doit faire cette étude à deux périodes différentes : une première s'étendant de deux à six mois, une deuxième allant du sixième mois jusqu'à l'accouchement.

5. — Les indications opératoires sont fournies par les hémorragies mettant la vie de la femme en danger, les phénomènes de compression suscitant des douleurs vives et continuelles, la péritonite, la marche rapide de la tumeur.

6. — Les interventions sont les suivantes : 1° extirpation des polypes ; 2° énucléation des fibromes du col, myomectomie vaginale ; 3° myomectomie abdominale ; 4° hystérectomie vaginale ; 5° hystérectomie abdominale subtotale ou totale.

7. — Dans la deuxième période, on doit éviter toute opération si possible. L'accouchement prématuré doit être condamné.

8. — *A terme ou près du terme :*

Les fibromes du corps peuvent gêner l'évolution du fœtus.

Le forceps ou la version sont quelques fois indiqués.

9. — Les fibromes du col dystociques, les polypes sont enlevés et l'accouchement terminé spontanément ou artificiellement.

Les fibromes véritablement dystociques, fibromes du segment inférieur, sont les plus dangereux. On ne doit pas s'attarder à la rétropulsion de la tumeur, à la dilatation du col, à la position génu pectorale.

11. — Le forceps et la version doivent être rejetés lorsque la tête reste élevée.

12. — La symphyséotomie ne trouve pas ses indications ici parce que la dystocie est d'origine utérine.

13. — *L'hystérectomie abdominale est l'opération de choix parce qu'elle supprime la cause des accidents.* On la fera avant le travail dans les cas de dystocie infranchissable.

14. — Lorsque l'enfant est mort on peut employer la basiotripsie ou l'embryotomie si la dilatation est suffisante sinon on fera l'hystérectomie totale sans ouvrir la cavité utérine.

15. — *Suites de couches :*

L'hémorragie grave nécessite, suivant les cas, l'ablation du polype, l'énucléation d'une masse polypeuse, la ligature des utérines, l'hystérectomie abdominale totale.

16. — Les accidents de compression nécessitent l'ablation de la tumeur ou l'hystérectomie.

17. — L'infection commande l'hystérectomie abdominale totale.

Mars 1900.

INDEX BIBLIOGRAPHIQUE

Pour la bibliographie avant 1880, consulter Lefour. Th. d'Agrég. n° 13.

Adenot, 1897. — Congrès de la Société obstétricale de France, avril
  1897. *L'Obstétrique*, 1897.

AGNEW (H.), 1884. — *British med. Journal*, juin 1884, vol. I, p. 458.

ALLEN (D.-P.), 1895. — Uterine fibroids complicated by pregnancy.
  Cleveland, J. med., 1896, I, 259-261.

AMELINE, 1881. — *Thèse*, Paris, 1881, n° 213.

Apfelstedt, 1894. — Zur operativen Behandlung der Myome während
  der Schwangerschaft und Geburt. *Archiv. für gynaek. Berlin.*, 1894,
  XLVIII, p. 131-154.

AUDEBERT, 1896. — *Gaz. hebd. des Sciences méd.* Bordeaux, p. 173.

AUVARD. — *Union méd.*, 2 juin 1887.

BALLERAY (G.-H.), 1896. — Fibroid tumors of the uterus obstructing
  delivery; subsequent disappearance of tumors; with remarks on
  fibroid tumors of the uterus complicating pregnancy, *Americ, Med.
  Surg. Bull. New-York*, 1896, X, 124-127.

BATUAND (J.), 1897. — Un cas d'atrophie spontanée de tumeur fibreuse
  interstitielle après l'accouchement. *Rev. méd. chirurg. des maladies
  des femmes.* Paris, 1897, XIX, 72-74.

BATUAND (J.), 1897. — Les tumeurs fibreuses au point de vue obstétrical.
  Rev. chir. et méd. des mal. des femmes. Paris, 1897, XIX, 257-261.

BARNES FAXTOCK, 1889. — *The British Gynec.*, juin-novembre 1889,
  p. 315.

Barnett (T.-J.), 1895. — A case of multiple fibroids complicating pregnancy. Operation. Delivery. *Texas Med. News. Austin*, 1895, V, 538.

BAKER, 1882. — *Berlin. klin. Woch.*, n° 11, 1882.

BANTOCK (G.), GRANVILLE, 1887. — *American gynecol. Transactions*, 1887,
  p. 211.

   — 1888. — *British med. Journal*, 1888, p. 1331.

BAYER, 1897. — Utérus et segment inférieur. *Archiv. für gyn.*, Bd.
  LIV, Heft 1, 1897, p. 13.

Becking (de). — Voir Treub, 1894.

BERGH (A.), 1889. — *Hygeia*, Bd. LI, nº 5, p. 292.

BERLIN, de Nice. — De l'opération césarienne. Méthodes et procédés d'exécution. Paris, Doin, 1890.

BERTALOZZI, 1892. — *Annali di ost. et ginec.* Milano, 1892, p. 118.

BIDDER, 1889. — *Centralbl. für gyn.*, 1889, p. 317.

Biermer, 1897. — *Centralbl. für gynak.*, nº 20, 20 mai 1897.

BLANC, 1891. — Dystocie due à la présence d'un fibrome inséré sur la partie postérieure du segment inférieur de l'utérus, placenta praevia ; mort du fœtus, déplacement spontané de la tumeur. *Annales de gyn. et d'obstét.* Paris, 1891, XXXV, 193-201.

Boldt (H.), 1898. — The Porro versus total Hysterectomy. *Amer. J. of obst.* July, 1896.

BOMPIANI, 1884. — *Annali di obstetri*, mai 1884.

BOSSI, 1891. — Deux cas d'opération césarienne. *Nouvelles Archives d'obst. et de gynéc.*, 1891, p. 474 ; *Annales de gynécologie*, 1894, p. 607.

Bouilly, 1890. — Cité par Pujol.

Bourcart, 1894. — *Annales de gynécologie*, t. II, p. 19, 1894.

Boxall (R.), 1894. — Uterine fibroids removed by enucleation fifteen days after delivery. *Tr. Obst. Soc. London*, 1894-1895, XXXVI, 64.

BRAUN. — Cité par Pinard, 1886.

Braun von Fernwald. — *Wiener med. Woch.*, 1890, IX, 360.

— — Myome suppuré pendant l'état gravide. *Med. Press and Circular.* Londres, 1894, n. s., LVIII, 581-583.

BRESNECKE. — *Z. für Gyn. und Geb.*, XXI, 53.

Brieske (Max), 1894. — Myom und Schwangerschaft. Berlin, 1894. C. Vogt, 25 pages in-12.

Bruvis (N.-T.), 1897. — Total hysterectomy during pregnancy for rapid growing fibromyomata. *Tr. Edinb. Obst. Society*, 1897-1898, XXIII, 137-140.

Buisseret. — Des indications de l'intervention chirurgicale dans la grossesse compliquée de fibrome utérin. Scalpel. Liège, 1892-1893, XLV, p. 20-26. *Revue obstétricale et gynécologique.* Paris, 1892, VIII, 285-289.

BURT (F.-L.), 1896. — Uterine fibroid and pregnancy. *Medical Record.* New-York, 1896, L, 564.

CALDERINI, 1890. — Xᵉ Congrès intern. méd. Berlin.

CALL EMMA (L.), 1898. — Fibroid tumors as a complication of pregnancy and labor. *Boston M. and S. Journal*, 1898, CXXXVIII, 564-567. Discussion, 574.

CAMERON, 1889. — *Canada med. Rec.* Montréal, 1889-1890, XVIII, p. 224-237.

— — 1895. — *British med. Journal*, p. 1414.

Carruso (G.), 1893. — Embarazo complicato de fibroma uterino parto a termino en occipito-posterior derecta ; forceps. *Progreso med. Habana*, 1893, V, 258-260.

Cazin. — *Archives de tocologie*, 1874, vol. I, p. 704 : 1876, vol. III, p. 321.

Cerchia (M.), 1894. — Cas d'accouchement gêné par tumeur fibreuse de l'utérus. *Przegl. lek. Krakow*, 1894, XXXIII, 97-128-138-149.

Chahbazian, 1882. — Des fibromes du col de l'utérus au point de vue de la grossesse et de l'accouchement. *Thèse*, Paris, 1882.

Charles (N.), 1898. — Primipare de 46 ans, à terme, atteinte d'une tumeur fibreuse du segment postéro-inférieur de la matrice, rendant impossible la dilatation du col. Opération césarienne conservatrice, enfant vivant. Guérison de la mère. *Journal d'accouchements*. Liège, 1898, XIX, 467-469.

Cheney (B.-A.). — The management of tumors of the uterus and appendages complicating pregnancy with a report of two successful cases. *Americ. Journ. of Obstetrics*. New-York, XXXV, 265-270.

Chenieux (F.), 1897. — Fibro-myome utérin : grossesse concomitante hystérectomie abdominale supra-vaginale. *Limousin méd*. Limoges, 1897, XXI, 98.

Chrobak, 1893. — *Centralbl. für Gyn.*, 1893, p. 345.

Coe (H.-C.), 1892. — *Gynecological Transactions*, 1892, p. 87.
— 1896. — *Id.* 1896, p. 342.
— 1897. — Fibroid tumor complicated by pregnancy. Supravaginal amputation. Recovery, *Amer. Gyn. and Obst. Society*. New-York, 1897, XI, 700-704.
— 1898. — Pregnancy and fibroid tumors. *Med. News*. New-York, 1898, LXXII, 705-708.

Cordemans, 1898. — Grossesse développée dans un utérus renfermant plusieurs fibromes interstitiels. *Bull. de la Soc. belge de gyn. et d'obst.*, 1898-1899, p. 179.

Cornil, 1893. — Sur les altérations anatomiques des myomes pendant la grossesse. *Bull. de l'Acad. de méd*. Paris, 1893, 3e s., XXIX, 162-166.

Cragin (Edw.). — Dystocie par rein flottant congénital. *American Journal of Obstetrics*, juillet 1898.

Crofford (T.-J.), 1893. — A fibroid tumor complicating delivery. *Southern Practitioner*. Nashville. Tenn, 1893, XV, 279-283, also. *American Journal of Obstetrics*. New-York, 1893, XXVIII, 398-402.

Croom (J.-H.), 1892. — Cases illustrative of operative interference with fibroid tumours during pregnancy, labour and puerperium *Edinburgh Medical Journal*, 1892-1893, XXXVIII, 316-322.

Croom Halliday, 1886. — *Report univ. d'obst. et de gyn.*, 1886, p. 426.

CROOM. — *Edinburgh med. Journal*, october 1892.

Crowell (H.-C.). — Fibroid tumor 3 1/2 months pregnant : case ; total extirpation, recovery. *Langdalis Lancet*. Kansas City, 1896, II, 95-99.

CUNO FRIEDRICH, 1891. — Ueber Veränderung von Myomata in der Schwangerschaft. Wurtzburg, 1891. P. Steiner, 24 pages in-8.

DAINE, 1896. — Fibroma complicating pregnancy ; fibroma of vaginal wall. *J. Am. med. Association*. Chicago, 1896, XXVI, 406-409.

DAY (W.), 1885. — *London Obst. Soc.*, 6 mai 1885.

DECIO (C.), 1891. — Sopra un caso di fibromi multiple del utero complicante la gravidanza. *Atti di Ass. med. Lomb.* Milano, 1891-1892, 234-248.

DELAGENIÈRE, 1895. — *Archiv. prov. chirurgie*, 1895, p. 507.

— 1892. — Comptes rendus du Congrès international de gynécologie et d'obstétrique. Bruxelles, 1892, p. 586.

DELBET (P.). — Sur un cas de fibromyome utérin sous-péritonéal adhérent à la paroi ; difficultés du diagnostic, opérations pendant la grossesse. *Archives gén. de médecine*. Paris, 1892, I, 209-215.

DELBET, 1899. — Article dans Traité de chirurgie, t. VIII.

Demons, 1897. — *Thèse* de Boucaud, 1898. Bordeaux ou *Revue de gynécologie*, 1899, p. 393.

DIETEL, 1897. — *Centralb. für gynæc.*, p. 751.

DITTEL, 1894. — *Wien. klin. Woch.*, p. 609.

DOLÉRIS, 1889. — *Bull. Soc. anat.* Paris, octobre 1882.

— 1890. — *Société obst. et gyn. de Paris*, 1890.

Doléris, 1900. — *La Gynécologie*, 15 février 1900.

DORAN ALBAN, 1895. — *Société obst. de Londres*, 1895.

Douglas (R.), 1896. — Intraligamentous fibromyoma complicating pregnancy at full term ; hysteromyomectomy. Recovery. *Journal Amer. med. Assoc.* Chicago, 1896, XXVII, 906.

Downes (A.-J.). — Myomectomy during pregnancy. Report of a case with successful removal of 11 fibroids and an ovarian cyst. *Am. Gynæc. and Obstetr. Journal.* New-York, 1898, XIII, 583-586 (Discussion, 606-610).

DRIVER, 1886. — *Soc. méd. du dist. de Suffolk*, 17 novembre.

DÜHRSSEN, 1899. — De l'opération césarienne vaginale. *Société de méd. berlinoise*, séance du 15 janvier 1899.

DUNEAU, 1890. — *Société obstét. de Londres.*

Dunning (G.-H.), 1897. — Grossesse compliquée par tumeurs ovariennes et fibromateuses ; remarques sur les indications du traitement. *J. Am. med. Ass.* Chicago, 1897, XXIX, 23-25.

Elder (G.), 1895. — A case of Porro's operation for labour complicated by uterine fibroid. *Med. Press*. London, 1895, n. s., LX, 572.

Elischer (G.), 1898. — Fibromes de l'utérus avec grossesse gémellaire : amputation supra-vaginale de l'utérus. *Orvosi Hetih.* Budapest, 1898, XLII, 121.

Engström (O.), 1897. — Laparomyotomie pendant la grossesse. Finska läk-sällsk handl. Helsingfors, 1897, XXXIX, 543.

— 1898. — Contribution au traitement des fibromes dans l'utérus gravide. Ris., CXI-CXIII. Finska läk-sällsk handl. Helsingfors, 1898, XL, 1017-1025.

ETHERIDGE, 1887. — *American Journal of Obstetrics*, 1887, t. XX, p. 69.

Everke, 1890. — *Deutsche med. Woch.*, 17 juillet 1890, n° 29, p. 630.

— 1894. — *Centralbl. für Gyn.*, n° 24.

FAGUET (Ch.), 1893. — *Gazette hebdom. des Sciences méd. de Bordeaux*, p. 603.

FALK (O.), 1898. — Ueber einen durch Myom bedingten eigenthumlichen Geburtsverlauf. *München. med. Woch.*, 1898, XLV, 622-624.

FAROLW, 1886. — *Med. Soc. County of Suffolk*, 17 novembre.

FARRANT FRY, 1884. — *The Lancet*, I, p. 423, 8 mars.

FELSENREICH, 1889. — *Soc. obst. et gyn. de Vienne*, 12 mars 1889 ; *Centralbl. für Gynäk.*, 1889, n° 35, p. 620.

— 1893. — Abtragung eines citronen grossen Uterus Polypen ohne Unterbrechung der Schwangerschaft. *Wien. med. Woch.*, 1887, n° 52, p. 1693.

Fernandes (G.-R.), 1893. — *Archives de tocol.*, p. 92.

Fieux, 1897. — Fibrome et grossesse. *Bulletin méd.*, 18 avril 1897, p. 357 : *Soc. d'anat. et de phys. de Bordeaux*, 10 mai.

Findley (P.), 1897. — Sloughing myoma of the puerperal uterus. *J. Amer. med. Ass.* Chicago, 1897, XXVIII, 637-639.

Finet, 1898. — Hystérectomie abdominale totale pour grossesse compliquée de fibrome. *Bull. Soc. anat. de Paris*, 1898, LXXIII, 128-130.

Flaischlen (N.), 1892. — Myotomie in der Schwangerschaft. Geburt eines lebenden Kindes am normalen Ende der Gravidität. *Centralbl. für Gynäk.* Leipzig, 1892, XVI, 185.

— 1896. — Komplication der Geburt durch Cervix myom. Arb. a. d. Geb. d. Geburtsh. und Gynäk. g. Feier, von Carl. Ruge. Berlin, 1895, 121-126.

FLEISCHLER, 1892. — *Centralbl. für Gyn.*, 1892.

FOCHIER, 1883. — *Lyon médical*, XLIII, p. 69.

Foison (J.), 1894. — Myome polypoïde du col ; accouchement normal par issue préalable du myome hors du vagin ; prolapsus consécutif de la tumeur. Opération, guérison. *Congrès périodique internat. de gyn. et d'obst.*, 1892. Bruxelles, 1894, t. I, p. 462-465.

Fraenkel (E.), 1898. — Die Fibromyome des Uterus in ihren Beziehungen zur Sterilität und Fertilität. *Monatschrift für Geb. und Gyn.* Berlin, 1898, VIII, 117-132.

Fraipont, 1896. — *Ann. de la Soc. méd. chir. de Liège,* janvier 1896.

Frank (J.), 1895. — A pregnant uterus complicated with fibroid. Induced abortion and self delivery of tumor through the abdominal wall. *Chicago med. Rec.,* 1895, IX, 307-10.

Frank (F.), de Köln, 1890. — Du traitement du moignon dans l'opération de Porro. *Annales de gynécol.,* 1890, II, p. 306.

Fratkin (B.-A.), 1892). — Du traitement à suivre dans les complications survenant pendant la grossesse ou l'accouchement par suite de myomes de l'utérus. Opération de Porro. *Chirurg. Vestin. St. Petersburg,* 1892, VIII, 688-728.

Freund (M.-B.), 1893. — Das Cervixmyom unter der Geburt. Samml. Klin. Vortr. Leipzig, 1893, n. F., n° 68. *Gynäkologie,* n° 27, 637-656.

— *American Journal of Obstetrics,* 1889, t. XXII, p. 1138.

Fritsch, 1892. — Traité clinique des opérations obstétricales, 4ᵉ édition, 1892, p. 236.

Fritsch, 1889. — *Volk. Samml. klin. Vort.,* 1889, n° 339.

Fritsch, 1891. — Hyst. totale avec césarienne. *C. für Gyn.,* 1891, n° 18, p. 362.

Frommel, 1892. — Ein Fall von Myotomie in der Gravidität. *Verhandlung der deutschen Gesellschaft für Gynäk.,* 1891-1892. Leipzig, 1891, IV, p. 325.

Frommel (R.), 1893. — Beitrag zur operativen Behandlung der Myome im Schwangeren Uterus. *Münch. med. Wochens.,* 1893, XI, 261-263.

Frommel, 1889. — *Münch. med. Woch.,* n° 52.

— 1882. — *Münch. med. Woch.,* n° 52.

Fry, 1896. — *Tr. South Surg. and Gyn. Ass.,* 1896. Phila, 1897, IV, 127.

Fry (Henry-D.), 1890. — *Gynecological Transactions,* 1890, p. 3-8.

— 1896. — *J. Practic. Med. New-York,* 1896-97, VII, 258.

Galabin, 1896. — Oedematous fibroid tumor of uterus associated with pregnancy. *Obstetr. Transact.,* vol. XXXVII, p. 286. London, 1896.

Gayet, 1896. — *Gaz. hebdom. de méd. et de chir.,* 6 août 1896.

Gibb, 1890. — *Medical News Philadelphia,* 29 mars 1890, vol. LVI, p. 333.

Givopitser, 1894. — *Société de gynéc. et d'obstét. de Moscou,* séance de février 1894.

Gordon (S.-C.), 1889. — *Boston med. and Surg. Journ.,* p. 385.

Gottschalk, 1894. — *Archiv. für Gyn.,* Bd. XLIII, Hft. 3, p. 534.

Grandin, 1890. — *Gynecological Transactions*, 1889. XIII, p. 382.

Greif, Franz, 1891. — Ueber die Complication der Geburt mit Myom. Speyer, 1891. Jœger, 24 pages in-8°.

Grynfeltt, 1896. — In *Thèse* Pujol, 1896. Montpellier.

Guéniot, 1881. — *Bull. Acad. méd.*, p. 1248.

Guermonprez, 1895. — *Bull. de l'Acad. de méd.*, 1895, t. XXXIV.

Guinard (Aimé), 1893. — Congrès français de chirurgie, 7ᵉ session, séance du 7 avril 1893.

Hacker (Agnès). 1897. — Ueber abdominale Totalextirpation des schwangeren myomatösen Uterus. Berlin, 1897. S. Karger, 39 pages in-12.

Hall (R.-M.), 1890. — *Maryland med. Journal Baltimore*, 1890, XXIII, p. 50-53.

Harden, 1891. — *Trans. Amer. Obst. Soc.*, XII, 1891.

Harris Robert (P.), 1892. — *Gynecological Transact.*, 1892, p. 106.

Hartmann, 1897. — *Annales de gynécol.*, juillet 1897.

Hasselt (Van). 1898. — *Bull. de la Soc.de gynéc. et d'obst.*, 1898, p. 6.

Haultain (F.-W.-N.), 1896. — Some practical deductions from a series of cases of pregnancy complicated by fibromyomata. *Practitioner*. London, 1896, LVII, 38-48.

Hauser Karl, 1891. — *Archiv. für Gyn.*, 1-2, 1891, 16, p. 111.

Hedenburg and Packard, 1890. — *New England med. Gazette*. Boston, 1890, XXV, p. 306-309.

Hegar et Kaltenbach, 1886. — Operative Gynäkologie, 3ᵉ édition, 1886, p. 476 et suiv.

Henry (Mᵐᵉ), 1893. — De la physométrie pendant le travail de l'accouchement avec ou sans putréfaction du fœtus. *Annales de gynécol. et d'obstét.*, 1893, p. 8.

Herman (G.-Œ.), 1891). — Case of submucous fibroid presenting at the os uteri ten days after delivery : labour normal. *Tr. obstetrical Soc. London*, 1891-1892, XXXIII.

Herman, 1893. — *New-York Journal of Gynecol. and Obstet.*, t. III, juin 1893, p. 484.

Hicks (J.-B.), 1894. — On intermittent contractions in uterine fibromata and pregnant uterus in relation to diagnosis. *Med. Press and Circular. London*, 1894, N. S., LVII, 481-483.

Hirst (B.-C.), 1891. — Removal of infected fibroids after labor. *Amer. Gynæc. and Paediat.* Philadelphia, 1891-1892, vide, 603.

Hirst (B.-C.), 1892. — A large fibroma removed from a puerpera. *Internal. Clinic.* Philadelphia, 1892, 2ᵉ s., II, 299.

Hofmeier (M.), 1892. — Die Komplication von Schwangerschaft mit Myomen. *Sitzungsb. der phys. med. Gesellschaft zu Würzburg*, 1892, 134, 1893, 37-44.

HOFMEIER. — Die Myotomie, p. 76.

— 1894. — Ueber den Einfluss der Fibromyome des Uterus auf die Conception, Schwangerschaft und Geburt. *Zeitschrift für Geb. und Gyn.* Stuttgard, 1894, p. 199-256.

Hogan (S.-M.), 1892. — Fibroid tumour of uterus; pregnancy; rupture about 4th mouth; operation, post mortem specimen. *Tr. Southern. Surg. and Gynec. Ass.,* 1892. Philadelphia, 1893, V, 61-68.

HOLLISTER (R.-O.), 1892. — A case of labor complicated by a submucous fibroid. *New Jersey medical Journal,* 1892, LVI, 363.

HOMAN, 1889. — *Boston Soc. for med. Improve.*

HUGUIER, cité par GALLARD, 1887. — *Gazette des hôp.,* n° 12.

HÜTER, 1892. — Das myom. des Uterus als Geburts Hinderniss. *Berlin. klin. Wochensch.,* 1892, XXIX, 112-114.

ISCH-WALL, 1889. — Fibromes utérins, grossesse, dystocie, mort par rupture d'un foyer ramolli de la tumeur dans le péritoine. *Bull. Soc. anat. de Paris,* 1889, LXIV, 20-22.

IVANOFF (A.-J.), 1894. — Des complications causées pendant l'accouchement par les fibromes de l'utérus. Saint-Pétersbourg, 1894.

Jessett (F.-B.), 1894. — The treatment of myomata of the uterus complicating pregnancy (with cases). *Brit. gyn. Journal.* London, 1894-1895, X, 317-340.

— 1898. — Three cases of myomata of the uterus complicating pregnancy; pan-hysterectomy performed in 2 cases and sub-peritoneal hysterectomy in the 3 rd. Recovery in each case. *Lancet.* London, 1898, II, 802-804.

Jewett, 1897. — *American gyn. and obst. Journal,* 1897, XI, p. 705-707.

KALTENBACH (R.), 1880. — *Centralblatt für gynäkol.,* n° 15, p. 435.

KARSTROM, Hygeia, 1887. — Anal. in *Centralblatt für gynäkol.,* 1887, p. 550.

KASCHKAROFF, 1890. — *Centralblatt für gynäkol.,* 1890, n° 49, p. 890.

Keiffer, 1897. — Des fibromes pendant la grossesse et l'accouchement. *Rev. prat. d. trav. de méd.* Paris, 1897. LIV, 37-139. ou *Gaz. de gynécol.* Paris, 1897, XII, 136-143.

— Un cas d'hystérectomie supra-vaginale au 6e mois. *Bulletin de la Soc. d'obstét.,* 18 janvier 1900.

Kelley, 1895. — Fibromyoma encircling a pregnant uterus. *Maryland med. Journal.* Baltimore, 1895-1896, XXXIV, 348.

KELLEY (J.-T.), 1896. — Fibroid tumors of the uterus with pregnancy. *Am. Journal of Obstet. N.-Y.,* 1896, XXXIII, 697-702.

KELLEY (Th.), 1896. — Fibroid tumors of the uterus with pregnancy. *Am. Journal of Obstet.,* may 1896. p. 697.

Kel'y, 1894. — Myoma complicating pregnancy and preventing delivery. Porro-Caesarean operation modified by dropping the pedicle. *Johns Hopkins Hosp. Bull.* Balt., 1894, vol. 80.

Kirkley (C.-P.), 1886. — *Amer. Journal of Obstetrics*, 1886, janvier.

Kleinhaus, 1896. — *Centralbl. für Gyn.*, nº 7, 1896.

Kleinkano (F.), 1894. — Zur Complication von Schwangerschaft mit Myomen. *Prag. med. Wochensch.*, 1894, XIX, 557-586-598.

Kleinwächter, 1895. — *Zeitsch. für Geb. und Gyn.*, 2, p. 206.

—   1896. — *Wien. med. Press*, 1896, XXXVII, 1561.

Klotz, 1892. — Gravidität bei Cervixfibroid. *Jahresbuch des Gesellsch. für Nat. und Heilk*, in Dresden, 1892, 3 47, 730-733.

Kufferath, 1893. — *La Clinique*, p. 625. Bruxelles.

Kreutzmann (H.-J.), 1894. — Schwangerschaft und Geburt bei Fibromyoma Uteri, Festschrift z. Jubil. der Ver. Deutsch. Aertze su San Francisco. Calif., 1894, 14-17.

Kustner, 1893. — Ign. *Diss.* Würkert Erlangen, 1893.

Landau, 1885. — *Archives de tocol.*, p. 916.

Landau (L.), 1890. — *Berlin. klin. Woch.*, nº 52.

Landau, 1891. — Zur behandlung der durch Myoma komplicirten Schwangerschaft und Geburt. *Samml. klin. Vortr.*, u. F. Leipzig, 1891, nº 26 (Gynäk, nº 9, 217-240).

Lange. — Ueber Enucleation von Myomen aus dem Schwangeren Uterus: Arbeit von den Frauen klinik. Leipzig, II, 351-392.

Langner, 1886. — *Berliner klin. Woch.*, p. 478.

Lannelongue, 1892. — *Société de gyn., d'obst. et de pédiatrie de Bordeaux*, 9 juillet.

Laboyenne, voir G. Levrat. — D'un mode de réduction de l'utérus gravide en rétroversion, complétée par l'application d'un pessaire. *Arch. de tocologie*, 1893, p. 751.

Lauenstein (C.), 1896. — Myomextirpation während der Schwangerschaft. Festschuft zum Feier d. 80 Jahr. Stift. der ärztl. Verein. zu Hamburg. Leipzig, 1896, 148-150.

Laurent (G). — *Société belge d'anat. path.*, 8 janvier 1897.

Lauteaune, 1896. — *Thèse*, Bordeaux, 1896. Des lésions du fœtus dans les applications du forceps au détroit supérieur.

Lauwers, 1892. — *Société belge de gynécol. et d'obstét.*, 26 juin.

Lebec, 1896. — Dans *Thèse* Pujol.

Lecerf, 1895. — *Annales de gynécologie.* Voir Pinard.

Lee (J. M.), 1895. — Experience with neoplasms as complications of pregnancy. *Tr. Am. Inst. Homeopath.* Phila, 1895, LI, 450-458.

Lefaye, 1895. — *Thèse*, Paris, nº 243, 1895.

Lefour. — *Thèse d'agrég.* Les fibromes utérins au point de vue de la grossesse et de l'accouchement. Paris.

—   1892. — *Société obstét. et gynéc. de Bordeaux*, 12 juillet.

LEHMARSOW, 1896. — Kurl Zwei Fälle ausgetragener Gravidität bei fibromatös degenerirten Uterus. Königsberg in Preussen, 1896. M. Liedtke, 28 pages in-8.

LENGENBÜCH, 1889. — *Deutsche med. Woch.*, n° 29.

Leopold, 1895. — Myomectomie pendant la grossesse. *American Journal of obstetrics*, mai 1895.

Lepage (G.), 1893. — *Société obstét. de France*, 6 avril.

LESPEUR, 1889. — Tumeur fibreuse de l'utérus empêchant l'extraction du placenta après l'accouchement d'un enfant mort-né. *Bull. Soc. anat. de Paris*, 1889. LXIV, p. 614.

LÖHLEIN, 1893 — *Deutsch. med. Woch.*, 1893, XIV, 1134.

LORAIN, 1897. — Fibromes et accouchement. *La Revue méd.*, 9 mars.

Louy (W.), 1894. — *Virginia med. Monthly.*

LOVIOT, 1892. — Réduction spontanée pendant la grossesse d'un fibrome utérin remplissant le cul-de-sac latéral gauche du vagin. Rupture des membranes avec écoulement brusque du liquide amniotique 4 jours et demi avant l'accouchement; mort du fœtus. *Bull. et Mém. Soc. obstétr. et gynéc. de Paris*, 1892, p. 17.

Ludlam, 1894. — Opération de Porro au quatrième mois dans un cas de fibro-myomatose. *Clinique.* Chicago, 1894, XV, 180-1.

Lundsgaard, 1893. — Gynek. og Obstetrisk Madelleser, 1893, t. X, fasc. 3, p. 187 (Copenhagen).

Mackenrodt, 1893. — *Centralblatt für gynäk.*, 1893, p. 211.
    1894. — Ein in Zerfall begriffenes Myome uteri gravidi. *Zeitsch. für Geb. und Gyn.* Stuttgart, 1894-1895, XXXI, p. 452.

Macks, 1894. — Festchrift f. A. Martin, p. 196, 1894.

MADGE, 1882. — *Obstetrical Society.* Edinburgh.

MALLETT (G.-H.), 1898. — Fibroid tumor obstructing labor. *Am. Gyn. and Obst. Journal*, 1898, XII, 203.

Mann (M.-D.), 1896. — The sloughing of uterine fibroids after abortion and labor. *Amer. Gyn. and Obst. Journal.* New-York, 1896, VIII, 449-457.

Von Marchthurn (A.-V.), 1897. — Beitrage zur Operativen Therapie bei Complication von Schwangerschaft, Geburt, und Wochenbett mit Myomen. *Wien. klin. Wochensch.*, 1897, X, 716-721.

Marcopoulos, 1893. — *Thèse*, Paris, 1893.

Marquézy (Robert), 1891. — Des difficultés du diagnostic des fibromes de la paroi postérieure de l'utérus dans le travail de l'accouchement. Paris, 1891. G. Steinheil, 104 p. in-8.

Martin, 1897. — *Centralbl. für Gyn.*, p. 468.

MARTIN, 1885. — *Berlin. klin. Woch.*, n° 3.
    — 1886. — *Berlin. klin. Woch.*, n° 29.

Martin (A.), 1889. — Naturf. Samml. Heidelberg, 1889. *Centralblatt für Gynäk.*, 1890, p. 67.

— 1893. — Demonstrirt ein puerperal verfetteter Myom ungewöhnlicher Grösse. *Zeitsch. f. Geburts. und Gynäk.* Stuttgart, 1893, XXVI, 220.

Martin (A.), 1896. — Rupture d'un utérus fibromateux et du vagin pendant l'accouchement ; passage du fœtus dans la cavité abdominale. Application du forceps. Guérison sans opération. *Normandie méd.* Rouen, 1896. XI, 461-469, 1897. XII, 409.

Maygrier. 1897. — Les tumeurs fibreuses compliquant l'accouchement. *Journal de méd. de Paris*, 1897, s. IX, 107-109.

Maygrier, cité par Mme Henry. — Observation de Porro. *Thèse*, Pujol.

Mayo (W.-J.), 1896. — Caesarean section and puerperal hysterectomy for pregnancy complicating fibromyoma. Porro's method. Recovery of mother and child. *Am. Journal of Obstetrics*, 1896, XXXIII, 54-58.

Mayo (Robson), 1889. — *British med. Journal*, 9 novembre.

Meredith. — *British med. Journal*, 1888, p. 1331.

Meyer (Zurich), 1888. — Die Uterus fibroide in der Schwangerschaft unter der Geburt und in Wochenbett. *Centralblatt für Gynäk.*, 1888. p. 723.

Mikhine (V.-P.), 1898. — *Journal d'obstétr. et de gynée.*, avril 1898.

Monod, 1897. — *Annales de gynée. et d'obstétr.*, 1897.

Monprofit, 1899. — *Revue de gynécologie*, p. 393.

Morl Madden, 1889. — *The Lancet*, t. I, p. 271.

Morison Rutherford, 1896. — Notes on three cases of fibroid tumors complicated by pregnancy and treated by operation. *British med. Journal*, novembre 1896, p. 365.

Mouchet (de Sens). — Séance de l'Académie de méd., 30 mars ; *Ann. de gynécol.*, 1897.

Mundé, 1888. — *Amer. Journal of Obstétr.*, mars 1888, p. 306.

Mundé (P.-F.), 1891. — Myoma complicating pregnancy : laceration of the cervix and retroversion ; chronic endometritis and salpingitis. *Internat. Clinic.* Philadelphia, 1891, II, p. 200-207.

Murphy (J.-B.), 1896. — The journal of the American med. Ass., p. 406. *International med. Magazine.* Philadelphia, 1896, V, 17-22.

Netzel (W.), 1890. — Laparo-myotomy under pregnancy. *Hygeia.* Stockholm. 1890, LII, 1-13.

Noirt, 1897. — Fibrome utérin. Accouchement. *Société des Sciences méd. de Lyon*, séance de novembre 1897.

Nogu (P.), 1896. — Contributo allo studio dei fibromi uterini complicanti il parto. *Riv. veneta di Sc. med.* Venezia, 1896, XXIV, 358-365.

Ogden, 1885. — *Canadian Practitioner*, avril.

— 1889. — *American Journal of Obstetrics*, t. XXII, p. 1138.

Oliver (J.), 1891. — Pregnancy complicated by multiple fibroid nodules in the uterus, occurring for the first time in a woman at the age of 45. *Liverpool medico-chirurgical Journal*, 1891, XI, 264-6.

Orloff (V.-N.), 1893. — Sur la théorie de l'accouchement et de la délivrance dans les fibromes de l'utérus, qui produisent un rétrécissement de la cavité pelvienne. *Vratch*. Saint-Petersburg, 1893, XIV, 447-451.

O'Shea (J.-F.), 1899. — Removal of fibroid from pregnant uterus without resulting miscarriage. *Boston M. and S. J.*, 1899, CXL, 139.

OTT, VON (D.-O.), 1892. — *Annales de gynécol.*, septembre 1892.

OTT, VON, 1891. — *Vratch*, 1891, n° 8, p. 221 et n° 9, p. 345, aussi *Ann. de gynécol.*, septembre 1892.

OTT, VON (D.). — *Archiv. für Gynäk.*, 1890, Bd. XXVII, p. 88.

OZENNE (E.). — De la tolérance de l'utérus gravide. *Bulletin méd.*, 1896, p. 594.

PANTALONI, 1897. — *Arch. prov. de chirurg.*, p. 113 et 125, 1897.

PASQUALI (G.), 1897. — Fibromi e gravidanza. *Atti di Soc. ital. di ostet. e ginec.* Roma, 1897, III, 117-141.

PATTERSON (Alex.), 1885. — *Glasgow med. Journal*, avril 1885.

PESTALOZZA, 1890. — Fibromes et grossesse. Pavie, 1890. *Repert. d'obst. et de gyn.*, 1890, p. 316.

Petersen (E.), 1899. — Zwei Fälle von Amputatio Uteri gravidi myomatose supravaginalis. *Monatschrift für Geb. und Gyn.* Berlin, 1899, IX, 217-220.

PICOLÉ, 1893. — *Bull. et Mém. de la Soc. de chir.*, 1893, p. 1441.

PIERSON (C.), 1896. — Partial placenta praevia, delivery by version, inversion of uterus with fibroid complication and replacement by manipulation. Recovery. *New-Orléans med. and Surg. Journal*, 1896-1897, XLIX, 22-25.

PILCHER (L.-S.), 1892. — Some reflections upon fibro-myoma of the uterus as influenced by intercurrent pregnancy. Brooklyn. *Medical Journal*, 1892, VI, 489-494.

Pinard, 1897. — *Annales de gynécol.*, 1897.

PINARD. — *Thèse* de Marcopoulos, 1893.

— 1891. — *Thèse* de Zaborowski. Paris, 1891, n° 232.

PLATON (J.), 1897. — Grossesse et utérus fibromateux : naissance d'un enfant pseudencéphale à terme et vivant. *Marseille médical*, 1897, XXXIV, 785-797.

PLESCH (Johannes), 1890. — Ueber fibromyome des graviden Uterus mit Berücksichtigung eines Falles. Greifswald, 1890. J. Abel, 28 p. in-8.

POLK, 1896. — *Amer. Gyn. and Obst. Journal*, july 1896.

POLLOSSON, 1896. — *Société obstétr. de France*, 6 avril.

PORAK, 1888. — *Société obstétr. et gyn. de Paris*, 8 mars et 12 avril 1888.

— 1888. — Trois cas de dystocie par corps fibreux. *Repert. univ. d'obstétr. et de gynécol.*, 1888, p. 294, 1re observation.

Pozzi (S.), 1890. — Corps fibreux compliqués de grossesse. *Gazette méd. de Paris*, 1890, 7 s., VII, p. 241-244.

Price (J.), 1892. — A case of Porro's operation, necessitated by fibroid tumor. *Trans. Coll. Physicians*. Philadelphia, 1891, 3 s., 118-121.

Price (J.), 1891. — Exhibition of specimen from a case of Caesarean section with removal of the uterus and larger fibroid tumor. *Ibid.*, 111-115.

Puech (P.). 1895. — *Nouveau Montpellier médical*, janvier 1895.

Pujol, 1896. — *Thèse*, Montpellier, 1896. Des rapports réciproques de la grossesse et de la parturition avec les tumeurs fibreuses de l'utérus, 31 juillet. Gustave Firmin et Montane.

Pujol, 1897. — La grossesse dans l'utérus fibromateux. *Revue internat. de méd. et de chir.*, 25 mai 1897, p. 167.

— 1896. — Un cas de grossesse dans un utérus fibromateux ; mort de la mère après expulsion spontanée à terme d'un enfant mort. *Arch. de gynéc. et de tocol.* Paris, 1896, XXXIII, 687-691.

Pyle (J.-S.), 1898. — Uterine fibroids simulating pregnancy. *Med. Rec.* New-York, 1898, LIII, p. 533.

Read, 1885. — *New-Orleans med. Journal*, p. 205.

Reid (A.-P.), 1898. — Report of a case of labor complicated by a polypus. *Maritime M. News*. Halifax, 1898, X, 196.

Rein, 1893. — *Annales de gynécologie*, septembre 1893, p. 221.

— 1894. — *Vratch*, 1894, n° 47 ; *Annales de gynécologie*, p. 257, 1895, t. I.

Remy (S.), 1894. — Cas de fibrome énorme observé pendant la grossesse et l'accouchement. *Archives de tocol. et de gynéc.* Paris, 1894, XXI.

Ribemont Dessaignes, 1890. — *Annales de gynéc.*, avril, p. 241.

Ricketts (E.), 1896. — Porro's operation at or near the 5th mouth for small fibroid of the cervix accompanied by hydramnios and total retention of urine. *Amer. Journal of Obst.* New-York, 1896, XXXIV, 690. Discussion, 652-655.

Riedinger, 1891. — Fibromyoma colli als Geburthinderniss. *Prag. med. Wochensch.*, 1891, XVI, 186-188.

Roland, 1891. — *La Loire médicale*, p. 73.

Rosenwasser. — Report of 3 cases of uterine fibroids complicated by pregnancy. *Amer. Journal of Obstetrics*, novembre 1896, p. 760.

Rosner (A.), 1892. — Fibrome utérin et grossesse. *Przeglek Krakow*, 1892, XXXI, 469, 481, 493.

Ross, 1893. — *Amer. Journal of Obstetrics*, 1893, mars.

Ross (J.-W.), 1897. — *Amer. Journal of Obstetrics*, febr. 1897, p. 261.

Ross (J.-F.-W.), 1897. — Caesarean section. Obstruction of the pelvis by a large fibroid tumor ; previous induction of premature labor. Recovery. *Amer. J. Obstetrics*. N.-Y., 1897, XXXV, 261-264.

Ross, 1893. — *Amer. Journal of Obstetrics*, p. 367.

Rosthorn, 1892. — *Société méd. allem. de Prague*, 1892.

Routier, 1890. — *Annales de gynécol.*, 1890.

Rudolph, 1893. — Myom bei vierwöchentlicher Schwangerschaft. *Zeitschr. für Geburt. und Gynäk.* Stuttgart, 1893, XXVI, 254.

Ruge (P.), 1888. — *Berlin. klin. Woch.*, n° 36, p. 557.

Rumpf (W.-H.), 1897. — Uterine fibroma in pregnancy with report of a case. *Amer. Gynec. und Obstet. Journal.* New-York, 1897, XI, 17-21.

Ruth (C.-E.), 1896. — Pregnant fibroid uterus. Report of a case that died. *Langdalis Lancet. Kansas City*, 1896, I, 93.

Saladin (Raoul), 1889. — Etude sur les polypes intra-utérins avant, pendant et après la grossesse. Nancy, 1889, 90 pages in-4, n° 291.

Salin (M.), 1891. — Case of intraligamentary developed myoma proceeding from small pelvis complicated by pregnancy ; extirpation. Recovery. Förh. v. Svens. *Läk. Sälisk. Sammank.* Stockholm, 1891, 44-49.

Salin (M.), 1898. — Cas de myome cervical empêchant l'accouchement. Fört Svensk. *Läk. Sällsk. Sammank.* Stockholm, 1898, 19-21.

Sänger, 1881. — Festschrift zum jubilaüm Crede's Leipzig, 1881.

Sangregorio (G.), 1890. — Contributo alla casistica dei fibromi uterini complicanti lo stato puerperale. *Gazz. d. osp.* Napoli, 1890, XI, 794, 802, 811.

Schröder. — Traité d'obstétrique.

Schröder, Hégar et Kaltenbach.

Schröder, 1880. — *Zeitsch. für Geburt.*, 1880.

Schuhl, 1897. — Déplacement d'un fibrome du segment inférieur de l'utérus pendant la grossesse. *Revue méd. de l'Est.* Nancy, 1897, XXIX, 644-648.

— 1890. — Inertie utérine pendant un accouchement compliqué de tumeur fibreuse dr fond de l'utérus. *Revue méd. de l'Est.* Nancy, 1890, XXII, 604-606.

Schultz (H.), 1897. — Fibrome et grossesse. *Orvosi hetil.* Budapest, 1897, XLI, 245.

Sechugron, 1897. — Des accidents de la grossesse dans les utérus avec petits fibromes. *Sem. gyn.* Paris, 1897, II, 145-148.

Seguineau. — *Thèse*, Lyon, 1897. Contribut. à l'étude de l'influence des fibromes de l'utérus sur l'accouchement.

Sexton (J.-C.), 1893. — Myoma complicating pregnancy. *Amer. gynec. Journal.* Toledo, 1893, III, 81-86.

Sinclair (W.-S.), 1895. — Case of operation for removing subserous fibro-myoma of the uterus during pregnancy. *Med. Chron. Manchester*, 1895-96, IV, 40-43.

Smith (Ch.-N.), 1894. — *Amer. Journ. of Obstetrics*, p. 365.

Smith (A.-L.), 1898. — Removal of a fibroid tumour at second mouth of pregnancy. *Montréal med. Journ.*, 1898, XXVII, 386.

Smyly, 1894. — *British med. Journal*, p. 1450, 1894.

Spencer (Wells), 1888. — *Annales de gynécologie*, 1888, p. 438.

Steuman (H.-B.), 1895. — *Chicago pathol. Soc.*, 9 décembre.

Stavely (A.-L.), 1894. — Myomectomy during pregnancy. *New-York Journal gynec. and obstr.*, 1894, IV, 667-678.

Strauch (V.), 1892. — St Petersburg. *Med. Woch.*, 1892, n° 10.

Studsgaard, cité par Hégar et Kaltenbach.

Sutugin (W.), 1889. — Die Bedeutung des Porroschen Kaiserschnittes and wunschwerthe Verbesserungen desselben. *Centralbl. für Gyn.*, 1889, n° 6, p. 89.

Sutugin (W.), 1891. — Grossesse et accouchement compliqués de fibro-myomes siégeant dans le bassin. *Vratch.* Saint-Pétersbourg, 1891, XII, 1-35.

Swett (Emily-F.), 1892. — Intramural fibroma as a complication of pregnancy. *Homœopathic. J. Obstetrics.* New-York, 1892, XIV.

Sylvester (S.-E.), 1890. — *New England med. Gazette.* Boston, 1890.

Tändler, 1897. — Ein Fall von Porros'cher supravaginaler Amputatio Uteri in Folge unstillbarer Blutungen mit glücklichem Ausgange. *Münch. Med Woche.*, 1897, 2 fév., 140.

Tarnier, 1892. — Grossesse et corps fibreux multiples. *Journal des sages-femmes.* Paris, 1892, XX, 124.

Tauffer, 1887. — *Centralbl. für Gynäk.*, 1887, p. 119.

Taylor (W.-J.), 1892. — A case of twin pregnancy, complicated by a large myoma in the right broad ligament, abdominal section and removal of 3 tumors ; abortion, recovery. *Amer. Gynac. and Pœd.* Philadelphia, 1892-1893, VI, 92-95.

Ter Michaeljantz (S.-V.), 1891. — Des tumeurs fibreuses de l'utérus pendant la grossesse et sur les opérations dans la première moitié de la grossesse. *Vratch.* Saint-Pétersbourg, 1891, XII, 472-493.

Terrier, 1891. — *Thèse,* Zaborowski, 1891, n° 232.

The treatment of fibroid tumors during pregnancy and labor (Edit.). *Amer. Gyn. and Pœdiat.* Boston, 1898-1899, XII, 38-43.

Thornton (Kn.), 1888. — *British med. Journal,* 1888, p. 1331.

Thumin (L.), 1886. — Casuistischer Beitrag zur Complication der Schwangerschaft mit myomen. *Wien. klin. Woch.*, 1896, IX, 922-924.

Tissier. — *Bulletin de la Société d'obstét. de Paris,* février 1898, p. 3.

Totu (I.), 1897. — Les résultats de la grossesse et des fibromes. *Orvosi hetil.* Budapest, 1897, XLI, 232.

Treub, 1894. — *Archives de tocol. et de gynéc.*, t. XXI, p. 806, 1894.

Tittrien, 1889. — *Annales de gynécol.*, novembre 1889, p. 321.

Turgard, 1888. — *Annales de gynécol.,* 1888, p. 438.

Turnbull (G.-D.), 1896. — Expulsion of a fibroid tumor from the uterus four days after confinement. *Maritime M. News.* Halifax, 1896, VIII.

Vanderveer, 1889. — *Amer. Journal of Obstetrics,* XXII, 121, 1889-1890.

Vanderveer (A.), 1896. — Uterine fibroids complicated by pregnancy. *Med. News.* New-York, 1896, LXIX, 659-663.

Vanderveer (A.), 1897. — Present treatment of fibroids associated with pregnancy. *Tr. med. Soc. New-York.* Phila, 1897, 336-348.

Van Eman (J.-H.), 1897. — Uterine fibroids complicated by pregnancy. *Kansas City Med. Record,* 1897, XIV, 83-87.

Van Hasselt, 1898. — Fibro-myome et grossesse. *Bull. de la Société belge de gyn. et d'obst.* Bruxelles, 1898-1899, IX, 6.

Vaquez, 1898. — Du cœur dans la grossesse normale. *Presse médicale,* n° 11, 2 février 1898.

Varnier, 1884. — *Ann. de gyn. et d'obst.,* p. 18, 1884.

Varnier et Delbet, 1897. — *Ann. de gyn. et d'obstét.,* 1897, p. 77. Hystérectomie abdominale totale pour grossesse compliquée de fibromes.

Vautrin, 1886. — *Thèse d'agrégation.* Traitement des fibromes.

— 1893. — Congrès de chirurgie, 7ᵉ session, 4 avril, VII, p. 150.

Vautrin et Schuh. — *Société de méd. de Nancy,* juin 1898.

Veit. — *Annales de gynécol.,* 1889, sept., p. 231.

Vogel. — Ueber supra-vaginale Amputation des Schwangeren. Uterus wegen Myomata. *Dissert. inaug.* Giessen, 1887.

Voigt. — Verlegung der Beckenhöhle durch ein grosses Cervical Myom. Porro. *München med. Wochensch.,* 1893, XL, 409-411.

Wallace (A.-J.), 1898. — Removal of a one free calcified and two subserous pediculated fibromyomata during pregnancy. *British med. Journal.* London, 1898, I, 1131.

Weist, 1886. — *Medical Record,* 13 mars 1886.

Werder, 1894. — *Amer. Journal of Ostetrics,* p. 60, 1894.

Witherstine (H.-H.), 1895. — Fibroma complicating pregnancy. *North-west Lancet.* Saint-Paul, Minn, 1895, XV, 452-454.

Wordin (N.-E.), 1895. — A Porro-Caesarean operation for pregnancy complicated with fibroid tumor. *Yale med. J,* New Haven, 1895-96, II, 225-230.

Würkert, cité par Pujol.

Wyder, 1891. — *Arch. für Gynäk.,* 1891, t. XVI, p. 222.

— Perforation, kunstliche Fruhgeburten und Secto Cœsarean in Ihrer Stellung zur Therapie. Eugen Becker.

Zaborowski (Stanislas), 1891. — Quelques cas d'ablation de fibromes utérins pendant la grossesse. Paris, 1891, 55 pages in-4, n° 232.

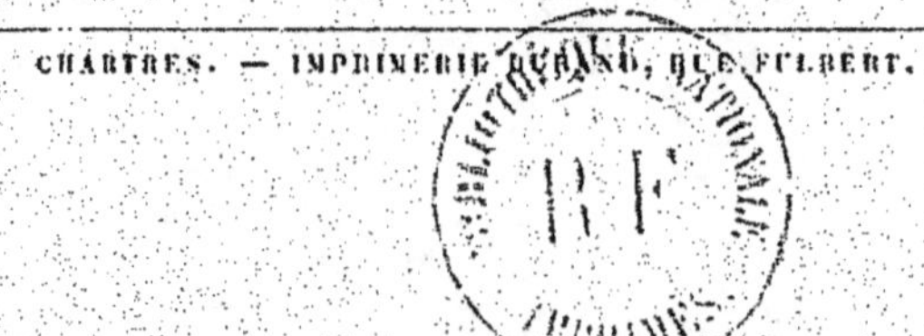

CHARTRES. — IMPRIMERIE DURAND, RUE FULBERT.

www.ingramcontent.com/pod-product-compliance
Lightning Source LLC
LaVergne TN
LVHW020522060726
842525LV00004B/1034